Kilos zen

Guylaine Guevremont
nutritionniste

Marie-Claude Lortie
journaliste

Kilos zen

Un livre sur la perte de poids et le bonheur de manger
(juste assez)

LES ÉDITIONS **LA PRESSE**

Catalogage avant publication de Bibliothèque et Archives nationales du Québec et Bibliothèque et Archives Canada

Lortie, Marie-Claude, 1965-

Kilos Zen : tout sur le poids et le bonheur de manger (juste assez)
ISBN 978-2-89705-513-4

1. Perte de poids. 2. Poids corporel. 3. Régimes amaigrissants.
I. Guevremont, Guylaine. II. Titre.

RM222.2.L67 2016 613.2'5 C2016-941251-2

Présidente : Caroline Jamet
Directeur de l'édition : Jean-François Bouchard
Directrice de la commercialisation : Sandrine Donkers
Responsable, gestion de la production : Carla Menza
Communications : Marie-Pierre Hamel

Éditrice déléguée : Nathalie Guillet
Conception graphique : Célia Provencher-Galarneau
Révision linguistique : Natacha Auclair
Correction d'épreuves : France Lafuste
Photo des auteures : Laurence Labat

L'éditeur bénéficie du soutien de la Société de développement des entreprises culturelles du Québec (SODEC) pour son programme d'édition et pour ses activités de promotion.

L'éditeur remercie le gouvernement du Québec de l'aide financière accordée à l'édition de cet ouvrage par l'entremise du Programme de crédit d'impôt pour l'édition de livres, administré par la SODEC.

Nous reconnaissons l'aide financière du gouvernement du Canada par l'entremise du Fonds du livre du Canada (FLC).

Dépôt légal — 4e trimestre 2016
ISBN 978-2-89705-513-4
Imprimé et relié au Canada
Deuxième tirage : juin 2017

LES ÉDITIONS **LA PRESSE**
Les Éditions La Presse
750, boul Saint-Laurent
Montréal (Québec)
H2Y 2Z4

« *Don't diet, just riot!* »

Pussy Riot

Un mot de Marie-Claude Lortie

Restos, kilos

Comment fait-on pour aller sans arrêt au restaurant et ne pas grossir?

Je suis critique gastronomique depuis 14 ans, et depuis 14 ans, on me pose cette question au moins une fois par semaine, souvent plus. Et je sais que mes collègues critiques culinaires et bien des chefs se font eux aussi poser cette question. « Comment vous faites ? »

Peut-être qu'on aurait dû appeler ce livre « L'art de ne pas grossir en mangeant tout le temps au restaurant ». Car, dans la tête de beaucoup de gens, bien manger équivaut à grossir et à lutter continuellement contre la nourriture et son pouvoir engraissant maléfique.

Pourtant, rien n'est plus faux et rien n'est plus triste. On peut manger toutes sortes de bonnes choses en toute liberté et ne pas prendre de poids. Promis.

Non, je n'ai pas un métabolisme spécial, je vous le garantis. Juré craché. Tout ce que je fais, c'est que je mange juste assez pour mes besoins, c'est tout. C'est une vérité que j'ai comprise intuitivement, par essais et erreurs, après avoir vécu l'enfer des régimes pendant trop d'années quand j'étais ado et jeune adulte. Les kilos que je détestais – et que j'ai perdus – j'ai commencé à les voir fondre le jour où j'ai décidé de regarder ma vie sous un autre angle : en cherchant à être heureuse, et non plus à être mince.

Je mange donc ce que j'aime et je bois du bon vin, mais pas trop, et je profite totalement du bonheur de ne plus avoir de relation complexe avec les aliments. C'est génial. Je gère mon appétit. Je goûte à tout. Souvent, je ne termine pas mon assiette et je ne vide pas mes verres. Parfois aussi, je saute des repas. Je mange un yaourt à la place, des fruits, du chocolat... Ce n'est pas l'idéal, mais ce n'est pas anormal non plus si j'ai beaucoup mangé la veille ou au repas précédent. En outre, je cours beaucoup. J'aime être dehors et j'aime l'effet des endorphines. Ça fait aussi baisser mon stress. Et c'est sûr que je brûle ainsi bien des calories, mais ça m'ouvre l'appétit ! Est-ce que je calcule mes kilojoules au kilomètre ? Jamais !

Est-ce que je me prive d'aliments dont je rêve ? Non plus. J'adore le yaourt riche, les pâtes, les viennoiseries. Cela dit, je n'aime vraiment pas le sentiment d'avoir trop mangé. Tout comme je n'aime pas du tout éprouver la sensation de la faim. Dans ce temps-là, il faut que je mange quelque chose. Et vite.

Si j'ai décidé, il y a 10 ans, de collaborer avec la nutritionniste Guylaine Guevremont, c'est parce qu'elle a aussi compris depuis longtemps cette façon de manger « juste assez » et qu'elle sait l'expliquer tant en se basant sur son expérience clinique qu'en évoquant toutes sortes d'études scientifiques. C'est la philosophie qui sert de base à son travail. En 2006, je tenais à ce que ce message soit diffusé, entendu, appliqué. J'y crois tout autant aujourd'hui, avec tout ce qu'on sait de plus sur l'alimentation intuitive et l'art de la pratiquer.

Trop de gens voient leur vie totalement gâchée par les régimes, le surpoids, la quête de minceur, les pertes et les gains de kilos à répétition. Leur vie est remplie de restrictions, d'attentes et de déceptions. Ils ont perdu la liberté de manger et de vivre. Pour le bien des individus pris dans l'enfer des régimes et des privations, il faut que ce cauchemar cesse. Et aussi pour notre bien à tous comme société. Parce que le surpoids cause des problèmes de santé coûteux à tous, bien sûr, mais aussi parce que la planète a besoin de gens bien dans leur peau et bien nourris – mais pas trop – pour faire un million de choses. On ne peut pas enrichir la démocratie, inventer des entreprises, répartir la richesse adéquatement, trouver le remède à des maladies terribles ou réinventer la culture avec un estomac vide et un cerveau privé d'énergie parce qu'il est au régime ou en train de « se surveiller ».

Nous avons tous intérêt à ce que chacun d'entre nous réalise son plein potentiel et ne gaspille pas son énergie et sa vie à se battre contre les kilos et la nourriture.

Lorsque je regarde les gens autour de moi qui passent leur vie au régime ou à « faire attention », peu importe comment ils appellent ça, j'ai envie de leur dire que, contrairement à ce que véhiculent les messages envoyés de partout, tant par les articles les plus légers des médias que par les déclarations les plus solennelles des acteurs du réseau de la santé, chercher à maigrir ou à ne pas grossir de cette façon, par la privation, les encadrements arbitraires, les restrictions, ne veut pas dire nécessairement « faire attention à soi ».

Faire attention à soi, c'est plutôt essayer de comprendre qui on est, ses désirs et ses besoins, quelles sont les raisons conscientes et inconscientes qui nous font trop manger, qui nous empêchent de nous arrêter de manger quand c'est le temps, même si on sait que cela fera coller à notre corps les kilos dont on aimerait se débarrasser.

Faire attention à soi, c'est penser à nos rêves et à nos angoisses, à nos forces et à nos peines, à nos succès autant qu'aux limites que nous nous imposons malgré nous, autant de questions que les régimes restrictifs, moralisateurs et déconnectés de la réalité ne touchent jamais et qui font pourtant partie intégrante de nos décisions quotidiennes sur comment on veut vivre notre vie, en commençant par ce qu'on veut manger ou ne pas manger.

C'est de cela qu'on a envie de parler dans ce livre. On a envie de parler de la vraie vie. Pas d'utopies alimentaires restrictives insoutenables qui donnent l'impression à tous de ne pas être à la hauteur.

Dans ce livre, il n'y a pas de recette magique instantanée pour perdre du poids. Ça n'existe pas. Il n'y a pas non plus de recette magique pour être heureux. Apparemment, elle n'a pas encore été inventée. Il y a cependant un plan pour faire fondre les kilos qu'on traîne pour les mauvaises raisons. Parce que vouloir perdre des kilos en trop, c'est légitime.

Évidemment, il faut accepter la diversité corporelle. C'est sûr! Nous sommes tous faits différemment, et la quête de l'uniformité a causé de trop nombreux et gigantesques dégâts pour qu'on ne prône pas l'acceptation de la différence. Mais doit-on abandonner les gens qui savent bien, qui voient bien qu'ils pèsent trop parce qu'ils mangent trop et pour les mauvaises raisons? Non. Pour beaucoup de gens, perdre du poids demeure un désir tout à fait justifié et acceptable qui n'a rien d'un caprice à oublier. Il faut juste trouver la vraie façon, la façon efficace, libre et sensée de le faire. Car ce ne sont pas les régimes de tout acabit qui leur permettront d'y arriver.

La vie est trop courte pour ne pas chercher dès maintenant à être heureux, à profiter du plaisir de manger en toute liberté et à se réaliser dans un corps qu'on aime.

Bon appétit!

Ohmmmmm...

Un mot de Guylaine Guevremont

Accro aux régimes

L'idée que le poids idéal me rendrait heureuse et bien dans ma peau, j'y ai complètement souscrit à l'adolescence. Lorsque j'atteindrais un poids idéal, je serais capable d'avoir tout : j'aurais une carrière de rêve, un chum de rêve et une vie de rêve. J'y croyais. Si je n'avais pas ce que je voulais, c'était que je n'étais pas encore assez mince. Je m'imaginais avec un corps parfait, pleine de confiance en moi, capable de m'exprimer parfaitement, de faire rire les gens et d'être aimée de tous. Je ne remettais pas cela en question. C'était ma réalité. Ma réalité pendant 10 ans.

Perdre du poids était mon obsession. Maigrir jusqu'à disparaître. Maigrir pour ne pas sentir le mal à l'intérieur de moi. Maigrir pour m'aimer comme je ne me suis jamais sentie aimée avant dans ma vie. Maigrir pour être une gagnante, pour être heureuse, enfin !

Quand je me privais, j'étais bien, je me contrôlais, mon poids diminuait sur le pèse-personne, mais surtout, mon mal intérieur s'apaisait. Je me sentais sur le point d'être cette femme que je voulais être. Mais la réalité, c'est que je n'y arrivais pas, parce que la solution n'était pas là.

La solution n'était pas dans les kilos perdus. La solution était dans mon estime de moi, dans ces émotions que je me refusais de vivre, dans mes besoins et mon identité, bref, dans tout ce que j'ai finalement choisi un jour de regarder en face quand j'ai compris que le contrôle alimentaire ne m'apporterait pas le bonheur désespérément cherché.

Combien sommes-nous, comme moi, à avoir cru que la solution à notre mal intérieur était dans les kilos en moins? Combien, comme moi, ont aussi fini par manger pour apaiser leur douleur? Je sais que je ne suis pas la seule et c'est pour cette raison que j'ai choisi de vous dévoiler mon histoire. Je n'ai rien à cacher, c'est ma réalité. Et si c'est la vôtre, j'espère que vous sentez que je vous comprends et que je peux et veux vous aider à vous en sortir, vous aussi.

Mon expérience m'a permis de réaliser le lien entre les émotions et la consommation d'aliments. Ces liens dont on ne parle pratiquement jamais dans les messages que l'on entend dans les médias. Le fait que ce soit si peu connu m'a donné l'élan pour en faire une mission de vie.

Trop de gens souffrent d'une relation négative à leur corps et je ne peux pas rester muette et ne pas dire haut et fort qu'il y a une solution à cette souffrance, que vous n'avez pas à passer votre vie à vous torturer avec les régimes, que vous pouvez arriver à vous libérer de vos kilos accumulés à cause du contrôle et surtout des pertes de contrôle alimentaire. C'est possible. J'ai pu y arriver avec mon bagage, vous le pouvez aussi !

Quand j'entends dire que pour perdre du poids, il suffit de bouger plus et de manger moins, j'ai envie de hurler. Hurler l'incompréhension et la solitude que vivent toutes les personnes qui, à grands coups de courage et de volonté, se mettent au régime année après année, sans résultats durables, mais avec tous les effets négatifs sur leur entourage que cela provoque.

Pourtant, la solution est si simple : le corps envoie des signaux de faim et de satiété qui, lorsqu'ils sont écoutés, nous permettent de maintenir le poids que la nature a prévu pour nous. Notre poids santé. Si on n'y arrive pas, c'est qu'il y a des résistances dans notre tête, dans notre corps, dans notre coeur, et c'est le propos de ce livre. Il n'y a jamais de bonnes raisons d'affamer son corps. Suivez-nous et vous n'aurez plus jamais à vivre cette torture.

Cette réalité, je ne veux pas que cela demeure le secret bien gardé des minces naturels, ceux qui ne sont jamais au régime, mangent de tout, ne grossissent pas. Je veux en parler, je veux la partager, car plus personne au monde ne devrait être obligé, pour quelque raison que ce soit, de restreindre son alimentation ou de faire des choix alimentaires qui ne lui plaisent pas du tout. Cette façon de maigrir devrait devenir aussi obsolète que les saignées du Moyen Âge.

Je souhaite que vous puissiez mettre un point final à toutes les anomalies de vos comportements alimentaires et mettre ça de côté une fois pour toutes pour vous occuper du reste de votre existence. On a tous des choses merveilleuses à offrir et, au-delà de la fin de la souffrance des régimes, il y a toute une vie qui vous attend ! Sachez comment embrasser vos projets, vos rêves, sachez savoir où vous voulez aller. Il est important de faire cette démarche, car si une petite partie de vous craint le vide laissé par l'arrêt de la quête éternelle de la minceur, jamais vous ne réussirez à vous débarrasser de votre surpoids.

Quand on souffre, je sais à quel point on se sent seul au monde et je tiens à vous aider à vous sentir le plus entouré possible. Vous n'êtes pas seul dans cette aventure. Je suis là avec vous. Il est important pour moi de vous donner le plus d'outils possible pour vous aider à vous en sortir.

Ce livre est le fruit de mon travail clinique commencé il y a 15 ans, à la fin de mon deuxième baccalauréat en nutrition — le premier était en sexologie.

Depuis la sortie du livre *Mangez!* il y a 10 ans, je vois beaucoup de personnes qui ont lu le livre, compris les principes, mais qui se butent à des difficultés, à des résistances. Pour m'outiller et pouvoir les aider le plus efficacement, j'ai donc assisté à de nombreux congrès non pas sur la perte de poids ou l'obésité mais sur les troubles alimentaires.

Il est important de comprendre que tous les gens en surpoids n'ont pas nécessairement un « trouble alimentaire ». Toutefois, les intervenants dans ce domaine, dont je suis, constatent qu'il y a clairement une composante psychologique et émotionnelle importante dans notre relation avec le poids et les aliments. Et j'ajouterais que je comprends très bien que votre bataille avec les kilos en trop et l'alimentation vous fait souffrir.

Pendant ces 10 ans, j'ai aussi fait des psychothérapies et plusieurs formations en *coaching* pour m'outiller au niveau personnel, pour me découvrir et me nourrir émotionnellement. Je sais maintenant à quel point le travail personnel est vital dans le travail que je fais avec vous.

Ce livre est donc le fruit de tout ce travail professionnel et personnel, mais son fond théorique ne vient pas de ma seule expérience. De nombreux auteurs, en Amérique et en Europe, comme Jean-Philippe Zermati, le Dr Gerard Apfeldorfer, Susie Orbach, la Dre Michelle May, Linda Bacon, Dianne Neumark-Sztainer ou Evelyn Tribole, diffusent le même message, avec leurs nuances et leur personnalité. Sans compter le nombre extraordinaire de chercheurs, dont Annie Aimé, Ph. D., Howard Steiger, Ph. D., Catherine Bégin, Ph. D., pour ne nommer qu'eux, qui font leurs recherches ici au Québec. C'est d'ailleurs Annie Aimé qui supervise la recherche sur le programme d'un an que j'offre à ma clinique. De plus, mes messages reçoivent l'appui de nombreux organismes communautaires qui font littéralement des miracles avec les faibles moyens financiers dont ils disposent pour aider les personnes aux prises avec des troubles alimentaires et leurs proches. Je pense à l'Anorexie-boulimie Québec (ANEB), à Arrimage Estrie, à la maison l'Éclaircie à Québec.

Vous avez donc ici la somme de mon expérience clinique et de mes connaissances jusqu'à présent. Cela pour vous aider à enfin clore un chapitre de votre vie et à en ouvrir un nouveau. Un nouveau qui ne sera plus autour de votre poids ou des prises de tête autour de vos choix alimentaires. Quel en sera le thème? Ce sera à vous de l'écrire.

Bonne lecture

Introduction

Miroir, miroir, où est le bonheur ?

L'objectif de ce livre est de vous aider à perdre du poids ou à maintenir votre poids naturel en mangeant en toute liberté. Oui, vous avez bien lu : c'est un livre à la fois contre les régimes et contre les kilos en trop.

C'est aussi un livre « prozénitude ». Selon nous, avoir un poids qui nous convient devrait aussi être synonyme de sérénité, de bien-être général, de bonheur. Peut-on vraiment être heureux en mangeant trois carottes et quart et un *smoothie* protéiné par jour pour maintenir une petite taille ? Nous croyons que non. Nous croyons que pour être heureux, il faut avoir pas mal plus de liberté que ça. Le bonheur n'est pas caché dans une liste d'aliments interdits par les régimes ou par nous-mêmes.

Cela dit, peut-on être zen ou serein si, chaque fois qu'on se regarde dans le miroir, on a envie de hurler ? Oh ! mes cuisses, oh ! mon ventre, oh ! mon menton, oh ! le désastre... Vous savez de quoi on parle ? Nous, oui. On est passées par là. Et ça non plus, on le sait, ça ne rend pas heureux.

En fait, bien des questions se posent au sujet du poids, de l'alimentation et du bonheur, qu'on appelle aussi sérénité ou « zénitude ». Et ces questions, nous voulons les poser.

Peut-on être heureux si chaque repas, si chaque aliment est une source d'angoisse infinie ? Mais ce plat est beaucoup trop sucré ! Trop de glucides ! Et si je m'assois à table, je vais perdre le contrôle et trop manger encore une fois ! Non, je n'ai pas vraiment envie de choisir la salade santé sur le menu du resto, avec du saumon trop cuit et de la laitue rouillée – je préférerais tellement une frite et un gâteau au chocolat – mais je vais quand même la prendre sinon je vais grossir... Une tarte dans ma maison ? Horreur ! Sortez-moi ça, elle va m'attaquer ! Je vais avoir envie de la manger !

Peut-on être heureux si le chiffre sur le pèse-personne détermine l'humeur générale de la journée? Un kilo de moins? Lalalalalère... Je suis tellement bon! Tellement un gagnant! Un kilo de plus? Dépression nerveuse. Je suis une catastrophe ambulante, sur le chemin pour devenir un moins que rien... Je veux juste me cacher, disparaître jusqu'à ce que je devienne présentable à nouveau. Ne me parlez pas... Comment puis-je être aussi incapable, moi qui fais tant d'efforts?

Peut-on être heureux si on est constamment en train de croire que les autres scrutent nos imperfections? Si on se répète sans cesse des phrases comme: Ma mère me trouve grosse, je le sais; en tout cas, elle n'a jamais dit le contraire... Au bureau, je suis le plus gros, donc ce n'est pas moi qui irai manger avec la gang le midi; ils vont tous me regarder et me juger... Peut-on être heureux si on refuse d'aller en voyage avec des copines de peur de devoir se mettre en bikini devant elles ou si la moindre visite au gym est impossible, de peur d'avoir l'air du gros pas musclé... Peut-on être heureux si on se dit constamment: Enlevez-moi 5 (ou 20, ou 30, ou 40) kilos, et je pense que je commencerai peut-être à me sentir à ma place...

Peut-on être heureux si la colère monte chaque fois qu'on entend des gens parler de cancer, de crise cardiaque et de leurs liens possibles avec le surpoids et l'obésité parce qu'une petite voix intérieure, qu'on préférerait ne pas croire, ne cesse de nous culpabiliser: la santé, la santé... Bref, peut-on être heureux si l'on est constamment obsédé ou tracassé par la nourriture, l'apparence, le poids et encore le poids?

Difficile de l'imaginer.

Nous voulons parler dans ce livre de toutes ces réalités qui se croisent, se rejoignent, se mélangent et s'influencent, et dont les livres de régimes, qui promettent mer et monde, ne parlent jamais. Cela dit, ce livre-ci ne propose pas de recette magique pour perdre 10 ou 50 kilos. C'est un livre qui veut vous aider à ne plus vous rendre malheureux inutilement en cherchant de la mauvaise façon et pour les mauvaises raisons à perdre du poids. C'est un livre qui veut vous aider à retrouver votre poids naturel en étant zen. L'inverse de ce que les régimes pleins de restrictions et d'obligations proposent.

Parce que le but recherché est de perdre des kilos, certes, mais aussi d'aimer sa vie, n'est-ce pas?

> « J'ai fait mon premier régime à 15 ans. Et j'en ai presque 45 maintenant. Les 30 dernières années ont donc été une suite de diètes et de reprises de poids. J'ai dû faire au moins 30 diètes différentes... Au moins une par année. Je mesure 5 pieds 9 pouces et j'ai déjà pesé 125 livres, mais aussi presque 200... J'ai tout essayé, du régime Hollywood à Weight Watchers, en passant par Minçavi, Simply for Life et celui des groupes sanguins, pour n'en nommer que quelques-uns. J'ai acheté toutes les pilules miracles et tous les nouveaux produits qui promettaient un corps de rêve. J'ai eu une réduction mammaire, une abdominoplastie et de la liposuccion... J'ai tout fait, jusqu'à m'entraîner deux fois par jour au gym! Je voulais tellement être mince et je ne comprenais pas pourquoi les autres pouvaient manger et pourquoi moi je devais toujours crever de faim pour avoir un peu d'allure (parce que même à 125 livres, je me trouvais encore imparfaite!) Eh oui, j'étais toujours à 10 livres du bonheur... J'étais convaincue que si je maigrissais, tout irait bien, que je pourrais enfin faire ceci ou cela, comme si je ne pouvais pas le faire étant plus grasse. Je me disais que je serais enfin heureuse et bien dans ma peau et que les gens m'apprécieraient et me complimenteraient! »

Geneviève, 44 ans

Aimer sa vie

Avant d'entreprendre une démarche de perte de poids, on devrait se demander pourquoi on veut perdre des kilos. Pour être en bonne santé ? Pour être heureux ? Probablement que la réponse à ces deux questions sera oui. Être heureux est un besoin plutôt fondamental, et c'est pourquoi nous sommes tous prêts à faire tant de sacrifices pour perdre des kilos.

Mais quel est ce lien entre le poids et le bonheur ? Veut-on être la belle mince que personne ne regardera de haut, qui n'attirera que des compliments ? Veut-on être le grand gars élégant qui a l'air d'une vedette d'Hollywood dans son costume et que tout le monde respecte et admire ? Veut-on être la petite, la menue discrète qui croit qu'elle n'aura plus peur de donner son opinion puisqu'elle ne craindra plus qu'on se moque de son apparence physique ? Veut-on être la mère de famille parfaite qui est toujours prête à tout pour ses enfants et pour son mari, et que c'est pour cela qu'aucun régime ne devrait être à son épreuve ?

Et si notre quête de perte de poids passait en fait par la conviction que la minceur réglera toutes sortes de problèmes qui ne sont pas nécessairement liés au poids ?

Maintenant, posons une autre question.

Si la minceur mène au bonheur, que fait-on des régimes remplis de privations qui devraient nous y mener ? Que fait-on du plaisir de manger, seul, en famille ou avec les copains, à la maison ou en voyage ? Et de toutes les autres sources de joie que peut apporter la vie, même quand on n'a pas exactement le poids que l'on souhaiterait avoir ?

Que fait-on de notre liberté ?

Le bonheur, est-ce de vivre en mangeant des repas hyper allégés de salade au jus de citron, dont on sort convaincu d'avoir fait la chose juste pour aller directement au paradis des mangeurs disciplinés ? Ou est-ce un repas joyeux, avec des gens qu'on aime, où l'on mange des aliments qu'on aime et dont on repart sans culpabilité, sans inquiétude, sans la certitude d'avoir erré ?

Le bonheur, est-ce de se réveiller le matin, horrifié par son image dans le miroir, mais convaincu que cette fois-ci, c'est la bonne journée, celle au cours de laquelle on sera différent, celle au cours de laquelle on saura enfin vaincre cette mauvaise volonté qui nous fait manger des choses délicieuses au détriment de notre tour de taille ? Ou est-ce de se réveiller en pensant à tous les projets qu'on est ravi de lancer, en buvant un bon café et en mangeant le petit-déjeuner qu'on aime, l'âme en paix et la tête concentrée sur l'amour à donner, les efforts professionnels à faire, les services à rendre, sans la moindre arrière-pensée pour les calories et tout le tralalala ?

Le bonheur, est-ce de se regarder dans le miroir en se trouvant encore et toujours trop gros, trop petit, pas assez musclé et compagnie, mais bien prêt à moins manger, bouger plus, ne penser qu'au poids pour enfin régler cette question (même si ça fait mille fois qu'on se dit exactement la même chose) ? Ou est-ce d'être réellement capable de croire ceux qui nous disent sincèrement, affectueusement, voire amoureusement, qu'on est aimé tel qu'on est ?

« L'idée que perdre des kilos allait me rendre heureuse et faire de moi une gagnante, une meneuse, m'obnubilait. Inversement, la prise de kilos allait faire de moi une pauvre fille, une malheureuse perdante qui n'aurait aucune crédibilité. »

Nancy, 34 ans

Les oublis des régimes

Les livres de régimes amaigrissants ne parlent jamais de toutes ces questions. Nous, oui. Nous trouvons en effet qu'il est fort paradoxal qu'on nous propose d'être un peu malheureux – obsédés par les calories, le gluten et les protéines ou simplement affamés et frustrés par les restrictions – pour être heureux.

Parce que, entendons-nous, le régime amaigrissant qui nous amène, grâce à la privation, vers la minceur, ne peut pas nous garder minces à vie si on ne le maintient pas pour toujours. On en reparlera, mais les chiffres sont fous : 95 % des gens qui perdent du poids avec des régimes amaigrissants reprennent tout le poids perdu, sinon plus, en cinq ans, et les 5 % restants ne sont pas des mangeurs libres[1]. Ils doivent poursuivre assidûment leur vie de privations et être au régime en permanence.

Est-ce là vie que l'on veut après avoir perdu du poids ? Ou ne cherche-t-on pas plutôt la liberté de manger sereinement ET de s'aimer, d'être bien dans sa peau ? Ne cherche-t-on pas aussi à avoir l'énergie de se réaliser, de s'accomplir sans être affamé ou en manque autant que de se trouver formidable en se regardant dans le miroir ? Le bonheur, n'est-ce pas ne jamais se sentir coupable, ne pas se sentir gros, ne pas se sentir laid ? Et le bonheur, finalement, n'est-ce pas ce qui prend sa place et tasse l'angoisse, la tristesse, la honte, la colère, l'anxiété, tous ces états qui nous font trop souvent nous automédicamenter avec de la nourriture, et donc accumuler des kilos en trop ?

Le poids naturel

On aimerait vous aider à être tout en même temps, à vivre une vie zen sans que vous vous sentiez coupable de ne pas suivre toutes les directives traditionnelles des régimes – Ne mangez jamais de sucre! Faites tant de minutes de cardio par jour! Oubliez les plats gras ! Mangez plus de protéines! Tout ce qui vous manque c'est la volonté et la discipline! – et à perdre des kilos quand même pour atteindre votre poids naturel, soit celui que la nature a programmé pour vous.

Parce que, quand on parle des kilos en trop dont, on l'espère, vous réussirez à vous départir, ce ne sont pas ceux qui vous séparent de la très grande minceur des vedettes de la publicité, de la mode, de la télé ou du cinéma. Ça, on s'entend, c'est une sorte de minceur réservée à quelques personnes. Ça ne devrait pas être une norme. Pour séduire, les médias proposent actuellement comme référence de beauté quelques modèles humains très précis, dans une gamme très limitée: la grande et la très grande, la très mince et la très très mince, ainsi que le pas mal mince et musclé et le super mince et super musclé.

Parfois, une Kim Kardashian ou une Ashley Graham se glisse à travers tout ça. Et maintenant, grâce à la diversité culturelle, on réussit à voir des beautés un peu plus arrondies, un peu moins anguleuses, un peu «différentes» du modèle occidental typique de ce siècle, établi par les Kate Moss et compagnie. Merci, Jennifer Lopez, Beyonce et Rihanna! De façon générale, un format standard nous est quand même imposé, alors qu'on arrive tous sur Terre dans un corps différent. Il nous faut non seulement accepter cette diversité, mais la célébrer, plutôt que d'essayer de ressembler toutes à Taylor Swift, Cara Delevingne ou Angelina Jolie. Ces dernières sont magnifiques. Mais c'est leur beauté à elles, et ça n'a pas à être les seules options de beauté pour la planète au grand complet. Saviez-vous, d'ailleurs, qu'Elizabeth Taylor mesurait 5 pieds 2 pouces? Et Adele, avec sa voix splendide, n'est-elle pas une beauté ?

Dans ce livre, quand on parle de kilos en trop, on parle uniquement des kilos qui dépassent notre poids naturel. Et le poids naturel, c'est celui qu'on pèse quand on mange juste assez pour ses besoins. C'est le poids que la nature a voulu pour nous et qu'on a quand on est zen, quand on écoute sa faim et sa satiété, quand on mange librement, sans souci, sans excès, sans obsession. C'est probablement un poids quelque part dans la fameuse marge de l'indice de masse corporelle (IMC) utilisé par les médecins et autres professionnels, mais pas obligatoirement.

Le poids naturel, c'est le poids qu'on a quand on est libre.

Car la recherche le montre : quand on écoute les signaux de faim et de satiété que notre corps nous envoie, ce dernier revient lui-même au poids prévu pour lui par la nature[2]. Pas besoin de régime ou de privation. Si le corps n'est pas en train de s'inquiéter sans arrêt de la prochaine famine – vous, vous appelez ça un régime, mais lui, il croit que c'est une famine – il n'a plus besoin de garder de réserves pour les mauvais jours. On l'a rassuré : il y aura de la nourriture à l'avenir ! Pas besoin de paniquer et de craindre sans cesse la disette. Il laisse donc aller les réserves... Ouf !

Et ça, c'est la clé de la perte de poids que propose ce livre.

Le but de cet ouvrage est donc de vous aider à respecter les messages que votre corps vous envoie pour savoir quand commencer et quand arrêter de manger. Dans ce monde libre, on fonctionne en partenariat avec notre carcasse, notre machine, un concept totalement contraire à ce que les régimes et les privations imposent. D'où le titre de ce livre. Quand on dit kilo zen, on parle de kilos perdus par zénitude, en lâchant prise de la bonne façon.

Scientifique

Savoir qu'on peut faire confiance à son corps n'est pas un concept ésotérique ni grano. La recherche scientifique montre que ça fonctionne ainsi : un corps nourri juste suffisamment – pas trop – et qui n'a pas peur de la disette cesse d'empiler les kilos en trop. Mais dans un monde où on prône tout sauf la liberté alimentaire, où on nous dit constamment qu'il faut se surveiller, cette liberté peut faire peur, on en convient. Cela peut sembler étrange. Et c'est là un peu l'enjeu principal ici : vous aider à comprendre à quel point les régimes ne mènent nulle part et vous aider à affronter la peur de changer de paradigme pour adopter l'alimentation intuitive.

Il faudra affronter la peur de lâcher les régimes, et donc assumer des risques puisqu'on s'éloigne des sentiers battus. Peut-être même affronter – oh là là ! ça devient psychologique ! mais préparez-vous, on va être très psy dans ce livre – la peur de réussir ! Parce que maigrir, c'est le changement. Et inconsciemment, certains le craignent.

Ces peurs, soit dit en passant, nous sommes une bonne gang à en souffrir. Et si vous avez une peur bleue de grossir en changeant de voie, vous pouvez toujours laisser tomber cette lecture et continuer avec les traditionnelles et rassurantes façons de faire – la privation, les programmes de gestion calorique, les régimes, etc. Mais on ne le répétera jamais assez : cela ne fonctionne pas à long terme. Les statistiques sur notre prise de poids collective le démontrent tous les jours.

Nous, on pose la question : peut-on faire autre chose qui marche, docteur ? Oui, l'alimentation intuitive. Mais comment y arriver ? C'est ce dont on parlera pendant sept chapitres. Sur cette route, on lancera une autre théorie qui approfondit la démarche entreprise avec le livre *Mangez !* : nous croyons que les kilos de surpoids sont le reflet du manque de zénitude de nos vies et non l'inverse. Ce ne sont donc pas les kilos perdus qui amènent le bonheur, mais plutôt la zénitude qui fait perdre des kilos. Et ce concept est crucial pour comprendre pourquoi, parfois, les kilos ne fondent pas aussi vite que prévu.

Ces kilos qu'on traîne par non-zénitude, on pourrait les appeler des kilos de stress, des kilos d'anxiété, des kilos d'ennui... On a choisi de les appeler « les kilos émotionnels ». Ce sont les kilos accumulés pendant toutes ces journées, ces soirées, ces hivers, ces étés, ces petits-déjeuners, ces après-midi de solitude ou de fêtes bruyantes, où l'on s'est réfugié dans la nourriture, consciemment mais surtout inconsciemment, souvent avec toute la culpabilité du monde, pour répondre à mille besoins affectifs qui n'avaient rien à voir avec une vraie faim.

Concrètement maintenant

Ce livre lance donc une réflexion, mais aussi un plan concret pour apprendre à manger intuitivement, et il vous encouragera à aller chercher la zénitude, clé d'une certaine libération pondérale.

L'idée ici n'est donc surtout pas de vous dire quoi manger, ni quand ni combien. Il s'agit plutôt de vous aider à réfléchir à ce que vous mangez, à pourquoi vous le mangez et à trouver la bonne façon de manger pour être heureux. Et quand on dit « être heureux » ou « être zen », c'est autant en mangeant qu'après avoir mangé, donc aussi quand on se regarde dans le miroir.

Parce que les deux sont indissociables. Nos attitudes à table, d'une part, et devant notre image corporelle, d'autre part, vivent en dialogue, s'influencent et s'entremêlent en mille paradoxes. Si on mange trop pour calmer la peine, la colère, la honte et un sentiment général de ne pas s'aimer, et qu'on prend ainsi du poids ou qu'on s'empêche d'en perdre, vous comprendrez qu'on est juste totalement contre-productif. Les kilos émotionnels sont ceux de ce paradoxe qu'on espère vous aider à dénouer.

Dans les chapitres 1 et 2, on parlera de ces kilos pas zen du tout, que vous avez sans doute gagnés parce que vous avez fait des efforts mal dirigés et remplis de privations pour perdre du poids. L'alimentation doit d'abord et avant tout s'articuler autour de deux principes : manger quand on a faim et cesser de manger quand on n'a plus faim, donc interpréter des signaux que le corps envoie peu importe si on mange des crevettes, de la crème glacée ou des tartines de pain avec ou sans gluten. Dans un monde alimentaire zen, la tarte au chocolat ou la mousse au caramel ne sont pas des ennemis à abattre, mais bien des plaisirs à savoir apprivoiser et apprécier à juste dose pour qu'ils nous apportent du bonheur, pas des kilos de culpabilité et de honte. Les restrictions – comme celles des régimes amaigrissants traditionnels ou celles qu'on s'impose inconsciemment, pensant bien faire pour notre santé et notre ligne – empoisonnent la vie et détraquent notre relation avec la nourriture, qui se doit d'être zen si elle veut être modérée[3].

Dans ces chapitres, on expliquera pourquoi il faut arrêter de s'interdire ce qu'on aime et arrêter d'avoir si peur de la nourriture puisque l'ennemi, dans le fond, n'est pas dans le garde-manger, il est ailleurs. On vous dira où.

Comme on l'a écrit plus tôt – et on va le répéter mille fois dans ce livre –, ces kilos émotionnels, vous les avez peut-être aussi accumulés parce que vous avez fini par manger trop pour les mauvaises raisons. Pour apaiser la tristesse, la colère, l'anxiété, pour anesthésier la honte et toutes sortes d'autres émotions qui font déraper votre alimentation parfois consciemment, mais trop souvent inconsciemment. On en parlera dans les chapitres 3 et 4. Et on donnera même des exemples d'approches et des outils concrets pour arrêter d'apaiser les sentiments par la nourriture. Enfin.

Tout au long de ce livre, on vous proposera des trucs pratico-pratiques et bien précis pour essayer de dénouer toutes ces habitudes, tous ces réflexes et automatismes qui font manger pour les mauvaises raisons et qui participent à la roue infernale, souvent inconsciente, du style: Je me trouve moche donc j'essaie de moins manger, mais comme je suis triste, c'est difficile de me priver et je finis par manger pour calmer ma tristesse et on revient au point de départ. Cependant, dans le chapitre 5, on vous proposera un plan de six semaines pour commencer bien concrètement et consciemment à réorganiser votre comportement alimentaire. On ne vous interdira pas de manger des chips en arrivant chez vos beaux-parents, non plus qu'on vous dira de manger plus de fruits au petit-déjeuner. Mais on essaiera de poser des questions qui vous aideront à comprendre pourquoi vous tombez dans le plat de sucre à la crème en arrivant, justement, chez vos beaux-parents, et aussi pourquoi manger des tartines au Nutella plutôt que des fruits au petit-déjeuner vous tient tellement à cœur et comment continuer d'en manger en paix, sans prendre trois kilos juste à les regarder.

Dans le chapitre 6, vous trouverez des réponses à toutes sortes de questions pratiques que vous pourriez avoir au sujet de notre plan de match pour lancer la perte de poids zen. Que vous soyez végétarien ou accro au pèse-personne, antigluten ou spécialiste du grignotage, on essaiera de calmer vos angoisses et d'éclairer vos démarches.

Dans le chapitre 7, on prend un peu de recul pour parler de façon plus générale de notre prise de poids collective. Car si chaque personne a son histoire et sa quête de bien-être, l'alimentation et les kilos font partie des réalités planétaires. La suralimentation dans les pays riches, ce n'est pas chaque personne en surpoids qui l'a individuellement inventée. Comprendre le portrait général peut aussi nous aider à changer nos attitudes face à la nourriture et à nous comporter différemment devant l'offre alimentaire constante qui nous entoure, qui influe sur nos choix et qui tend des pièges partout.

Miroir et zénitude

À travers tout ça, on expliquera aussi à quel point il est crucial, si on veut avoir une relation zen avec la nourriture, de se réconcilier avec le miroir et de croire ceux qui vous disent que vous êtes déjà aimable, adorable et extraordinaire tel que vous êtes.

Évidemment, si vous lisez ce livre pour avoir des clés pour perdre du poids et pour trouver la sérénité alimentaire, vous trouverez probablement bizarre qu'on parle d'acceptation de soi, ce que tant de personnes voient tout simplement comme l'acceptation des kilos en trop. Après tout, si c'était si facile de les accepter ces fichus kilos et de se trouver beau tel que l'on est, on ne serait pas ici à en discuter. Rassurez-vous, on entend ce que vous dites, on comprend que la perte de poids n'est pas un caprice, une idée saugrenue ou un concept superficiel. Peut-être même est-ce essentiel pour des raisons médicales. Et on vous comprend si vous êtes profondément découragé, frustré, démoralisé, honteux, triste de ces maudits kilos de trop. C'est probablement ce qui motive votre lecture. Croyez-nous, on est à 300 % avec vous. On sait ce que c'est. Et on a les factures de psy et des tonnes de livres de régimes pour le prouver.

S'accepter, ce n'est pas seulement une question de kilos. On n'est pas que des kilos. On est une couleur d'yeux, de peau, on est une grandeur, on est une personnalité, on est une histoire. Tout ne se résume pas au poids. Et tout ne se change pas en fondant, en voyant le chiffre diminuer sur le pèse-personne.

La thèse de ce livre est que la réconciliation avec qui l'on est, avec ce qui ne se pèse pas, et l'atteinte d'une certaine zénitude face à soi-même, combinée avec le développement conscient d'une nouvelle sérénité alimentaire, sont ce qui ouvre la voie à la libération des kilos maintenus, malheureusement inutilement, par le corps.

On revient donc à notre concept de base : c'est la zénitude qui mène à la perte de poids, et non l'inverse. Elle doit arriver en premier. L'un ne va pas sans l'autre, même si on aimerait que ce soit différent. Il faut comprendre pourquoi on mange trop si on veut arrêter de trop manger.

Et pour être heureux, il ne s'agit pas uniquement de perdre des kilos, il faut être réconcilié avec toutes les facettes de ce que nous sommes, parce que maigrir ne changera pas tout le reste de ce qu'on est. Vous nous suivez ?

Ce qui est intéressant, c'est qu'on sait au fond de nous que ce qu'on cherche, c'est le bien-être et non les kilos en moins simplement pour les kilos en moins. Les recherches montrent en effet que les personnes qui veulent perdre du poids ont certes des considérations esthétiques, mais que ce qu'elles recherchent surtout en réalité, c'est être bien dans leur peau. Elles voient donc les kilos perdus comme le chemin vers cet état de « bien dans sa peau ». Une des études récentes sur la question a été menée au Québec auprès de presque 800 personnes, hommes et femmes. Et si elle montre que 83 % d'entre elles veulent « changer leur apparence » – oui, 83 % –, ce changement vise essentiellement un objectif de bien-être. Ces personnes pensent donc que la perte de poids les aidera à se sentir mieux[4].

Cela dit, les recherches montrent aussi que 50 % des femmes qui ont un poids normal veulent maigrir[5] ! C'est pour cela qu'on dit qu'il faut aussi s'attarder à ce qui se passe dans sa tête.

En fait, il y a une grande confusion entre poids et bonheur. Être mince n'est pas synonyme d'être bien dans sa peau. Ce sont deux concepts différents qu'on croit « traitables » de la même façon, par les régimes, mais ce qu'on cherche à apaiser, ce sont souvent d'autres problèmes personnels. On se dit que la minceur fera de chacun de nous une meilleure personne, plus solide, plus confiante, plus sociale, plus aimable et plus aimée, meilleure en tout. Mais qu'est-ce que les kilos ont réellement à voir avec tout ça? Les difficultés qu'on veut surmonter sont, nous le croyons, bien plus entre les deux oreilles que quelque part sur nos fesses ou nos hanches.

Si on ne plonge pas dans ces questions dans sa tête et son cœur, la quête de la minceur peut devenir un simple exercice de fuite voué à l'échec, un processus qui ne nous mène nulle part. Il n'y a pas de preuve scientifique qu'on gagne un degré de confiance en soi pour chaque kilo perdu ou de nouvelles habiletés sociales – et donc plein de promotions – avec tous les kilos en moins.

Même si vous réussissez à faire un régime qui vous fera perdre 40 kilos, le poids perdu ne transformera pas votre personnalité. Vous serez encore et toujours... vous.

Le bonheur n'a pas de poids

Le bonheur, le vrai gros bonheur, n'est pas caché dans cette seconde matinale où vous apercevrez votre pèse-personne vous annoncer les kilos perdus.

Il est ailleurs. C'est certain.

Si on part du cerveau pour comprendre ce qui nous rend vraiment heureux, on réalise que le bonheur est pas mal plus vaste, riche et complexe que les images véhiculées dans la culture populaire – la belle maison, la famille impeccable, le boulot enviable, la taille de guêpe... La compassion, donc l'altruisme, l'aide, le partage, par exemple, font partie des mécanismes qui nous rendent heureux quand on les mesure scientifiquement dans notre boîte crânienne[6].

Pour être heureux, on peut par exemple réussir à vivre dans le moment présent et profiter des instants qui passent, sans rêver au jour où on pèsera 10 kilos de moins. On peut être dans un état d'éveil, d'observation de l'instant présent, sans jugement. Pas besoin d'être un moine bouddhiste pour réussir ça.

Savoir être heureux, c'est aussi savoir se nourrir autrement que par la nourriture. Ou plutôt savoir répondre à nos besoins en leur faisant face, pas en les déguisant dans de vieux réflexes qui nous dirigent vers la boîte à biscuits ou le sac de chips, comme d'autres, pris avec différents types de difficultés, se réfugient dans le vin, les calmants ou toute autre béquille.

Se nourrir, c'est être à l'écoute de ses besoins, c'est mener des projets qui demandent et donnent de l'énergie, c'est dormir, c'est manger aussi, c'est prendre le temps de s'amuser, de poser des actions qui donnent un sens à notre vie. C'est se réaliser, c'est s'aimer tel qu'on est maintenant et pour toutes les choses formidables qu'on accomplit, qu'on soit habillé en très petit ou en très grand.

Le bonheur permet de laisser aller les kilos qu'on a accumulés sans lui. Le bonheur, bref, nous aide à trouver le poids zen.

EN RÉSUMÉ

- Le but de ce livre est de vous aider à être zen, serein, heureux...
- Il est aussi de vous aider à perdre vos kilos émotionnels et de vous proposer des moyens concrets pour y arriver.
- Les kilos émotionnels sont les kilos accumulés pour de mauvaises raisons : apaisement des émotions, excès à la suite de restrictions, etc.
- Ce n'est pas la perte de poids qui rend heureux.
- C'est plutôt le bonheur qui aide la perte de poids.

Pistes de réflexion zen

Si vous aviez une baguette magique pour perdre tout de suite tous les kilos que vous voulez perdre, comment vous sentiriez-vous?

...

Mis à part la perte de poids, que cherchez-vous exactement? De la reconnaissance? De l'amour? Du respect? Sentir que vous existez, que vous êtes important, que vous méritez d'être apprécié? Que vous avez le droit de rêver et d'être appuyé dans vos projets?

...

Qu'est-ce qui vous empêche de vous sentir comme ça tout de suite?

1 Chapitre

Qui perd regagne

Pourquoi faut-il apprendre à manger de façon zen, c'est-à-dire quand on a faim, et arrêter quand on n'a plus faim ? Parce que c'est la seule façon de manger sans grossir et parce que c'est la seule façon de manger si on veut perdre nos kilos de trop.

C'est aussi simple que cela.

Les régimes amaigrissants ne servent pratiquement à rien.

Ça surprend bien des gens, mais c'est l'implacable réalité, on n'y peut rien. Les études le disent et le répètent: perdre du poids avec des régimes basés sur la privation, les interdictions, les limites arbitraires – ne mangez surtout pas ceci, comptez vos calories, vos points, interdisez tel ingrédient, combinez toujours ceci et cela, peu importe si ça vous plaît ou non – ne fonctionne pas à long terme.

Les chiffres les plus souvent avancés sont sans appel: dans 95 % des cas, les personnes qui ont perdu du poids l'ont repris au complet au bout de cinq ans. Et dans 60 % des cas, elles en ont repris plus[1].

Pourquoi?

Métabolisme 101

Lorsqu'on perd du poids en se privant de calories de façon marquée, comme le demandent la plupart des régimes, le corps réagit. Il croit que sa vie est menacée comme lors d'une grande famine! Il pense que ça y est, ça va mal, la nourriture est rare. Il croit qu'il doit s'adapter pour survivre. L'ensemble de la machine à brûler des calories de notre corps, ce qu'on appelle le métabolisme, se met en mode défensif pour gérer sa nouvelle réalité.

Qu'est-ce que le métabolisme? Selon le *Petit Larousse*, c'est « l'ensemble des processus complexes et incessants de transformation de matière et d'énergie par la cellule ou l'organisme. »

Bref, c'est l'ensemble des processus du corps qui brûlent de l'énergie pour nous maintenir en vie. On parle ici de prendre des calories et de les transformer en énergie pour activer le cœur, produire des hormones, bouger les muscles, faire fonctionner le cerveau, etc. D'ailleurs, saviez-vous que le cerveau a besoin de 500 calories par jour, sous forme de sucre, pour bien rouler[2] ?

Ce métabolisme, donc, panique quand on le prive de calories, car il en a besoin pour faire fonctionner le foie, les poumons, les reins... Ainsi, il met la pédale douce et commence à couper ses activités les moins essentielles. Plusieurs croient qu'en le privant de calories, le corps va tout simplement aller chercher l'énergie manquante dans nos réserves de gras – en rêvant qu'il choisisse surtout celles qui nous énervent le plus, dans les cuisses ou sur le ventre ! – mais en fait, le corps réagit d'abord en coupant dans ses dépenses d'énergie[3] et en s'attaquant aux muscles... Ce n'est pas le scénario rêvé.

Ainsi, au début d'un régime, on perd très peu de gras. Pour trouver son énergie, le corps se nourrit plutôt avec des cellules musculaires qu'il estime superflues. Et pour chaque gramme de sucre obtenu par la dégradation des fibres musculaires, il élimine quatre grammes d'eau. D'où la perte de poids fulgurante du début des régimes très restrictifs[4].

Bref, quand on fait un régime à basse teneur en calories et que le poids commence à diminuer sur le pèse-personne, ce n'est pas uniquement du tissu adipeux qui fond. Parlez-en aux culturistes qui veulent perdre uniquement du gras, jamais de muscle, ils doivent rester hypervigilants à cet égard.

Face à cela, plusieurs rétorquent qu'en faisant du sport et de la musculation lors d'un régime, on peut maintenir sa masse musculaire. C'est un raisonnement logique, mais en réalité, il est impossible de maintenir par le sport toute sa masse musculaire, parce qu'aucune activité ne permet d'utiliser tous les muscles à la même intensité. Si le corps a besoin de puiser de l'énergie dans les fibres musculaires, il va le faire. Surtout qu'on a toutes sortes de muscles dont on ne contrôle pas l'activité : le diaphragme, le cœur, les muscles qui font fonctionner les viscères et les vaisseaux sanguins...

À la longue toutefois, les régimes permettent effectivement de perdre du gras, c'est bien évident. Si on perd 40 kilos, ce n'est pas que du muscle. Mais quel en est le prix pour le métabolisme ?

Une étude a été faite sur la composition du corps des personnes qui ont perdu du poids en faisant un régime puis qui ont tout repris. Elle a démontré que les personnes qui pesaient autant qu'avant leur régime – donc qui avaient repris les kilos perdus – avaient en fait plus de masse adipeuse qu'au départ, parce que les muscles[5] qui avaient fondu durant les privations n'étaient pas revenus [6]. Ces recherches expliquent que beaucoup de mécanismes hormonaux, métaboliques et physiologiques régulant la dépense d'énergie sont affectés par les régimes restrictifs et tardent à revenir à la normale une fois la privation arrêtée.

En outre, les recherches effectuées sur les personnes qui réussissent à maintenir leur poids après un régime, le fameux 5 %, montrent qu'elles continuent en fait d'être à la diète toute leur vie. Elles font en moyenne deux heures d'activité physique par jour et maintiennent les privations. Les trois quarts des personnes qui maintiennent leur poids « allégé » ont développé un trouble alimentaire, affirme la docteure Deborah Burgard, spécialisée en troubles alimentaires et fondatrice de bodypositive.com[7]. (Peut-être connaissez-vous des gens qui ont fait un régime et maintenu leur nouveau poids dans une espèce de nonchalance, avec détachement et sans souci, mais ils sont sans doute une rare exception, car ce n'est pas ce que les études nous disent.)

Au début d'un régime privatif, le ralentissement du métabolisme, qu'on appelle aussi le «dommage métabolique», paraît peu, et souvent, on ne s'en rend pas compte. Par exemple, si la gestion des émotions est affectée par le manque de sucre et qu'on devient irritable ou qu'on a des trous de mémoire, on peut attribuer ces symptômes à bien d'autres raisons. Même chose si on est constamment fatigué, que le transit intestinal est ralenti...

Or, le ralentissement métabolique ne s'arrête pas là. La peau devient plus sèche, la circulation sanguine est moins efficace. On a froid. Tant que le corps n'est pas nourri comme il le faut, il continue de s'adapter. Chez certaines personnes qui se privent vraiment énormément, le système hormonal pourra être affecté. Les femmes, par exemple, cesseront d'avoir leurs règles. Et quand les victimes d'anorexie arrivent à l'hôpital, souvent, leur cœur bat très faiblement.

Une recherche menée aux États-Unis et publiée au printemps 2016 illustre de façon frappante – et franchement triste – cette façon dont le métabolisme s'adapte à la privation. Des chercheurs d'Harvard ont suivi pendant six ans 14 participants de l'émission *The Biggest Loser (Qui perd gagne)*, où des personnes obèses compétitionnent les unes contre les autres pour perdre le plus de poids grâce à des programmes d'exercice et de restriction alimentaire. Ils ont non seulement découvert que plusieurs participants avaient fini par reprendre une bonne partie du poids perdu, mais aussi que le métabolisme de plusieurs d'entre eux était resté très bas, les obligeant à maintenir à long terme une vie de restrictions pour ne pas reprendre les kilos perdus.

Cette recherche démontre bien que ce sont à la fois le métabolisme, les comportements alimentaires affectés par les privations, le système neuroendocrinien et toutes sortes de mécanismes autonomes régulant les niveaux de gras dans le corps qui s'allient pour aider la personne au régime à... reprendre du poids. « La perte de poids à long terme demande donc de la vigilance afin de déjouer l'adaptation du métabolisme, qui cherche à bloquer les efforts de perte de poids », peut-on lire en conclusion de la recherche[8]. Bref, les restrictions font embarquer le corps dans cette spirale infernale :

On se prive, le corps apprend à fonctionner avec moins, on doit se priver encore plus pour perdre plus, le corps s'adapte encore plus... Et quand on recommence à manger « normalement », le corps, lui, est habitué à fonctionner avec trois fois rien et grossit à la moindre bouchée.

Tout ceci ne tient pas compte d'une autre évidence humaine : quand on se prive, on finit par désirer fortement tout ce qu'on s'interdit[9]. Avons-nous besoin d'études scientifiques pour vous en convaincre ? Il en existe plusieurs, mais ça tombe simplement sous le sens : ce qui est interdit est tentant et devient encore plus intéressant, désiré... Si je me retiens de manger le bol de crème glacée au fudge que j'adore et que je mange à la place un morceau de pamplemousse, le désir de crème glacée ne lâchera pas prise automatiquement. Peut-être même s'intensifiera-t-il. Au mieux, je mangerai d'abord le pamplemousse, puis je finirai par prendre de la crème glacée ou l'équivalent. Ou alors, le coup classique : je finirai par craquer et là, je mangerai une tonne de crème glacée parce que je me dirai que je me le permets uniquement cette fois-là, cette fois bien précise, et qu'après, ce sera fini. Je serai poussé par une sorte d'énergie du désespoir. « C'est la dernière fois ! Je me le permets cette fois-ci et plus jamais ! C'est donc ben bon ! »

Souvent, alors qu'on vient à peine de se mettre un bout de sucre à la crème ou une cuillère de crème glacée dans la bouche, on regrette instantanément notre geste. On se sent coupable, triste, honteux d'avoir fléchi. Et que se passe-t-il alors? On peut très bien avoir juste envie d'en manger plus, pour se réfugier dans ce plaisir anesthésiant et parce que la digue qu'on s'est imposée a tout simplement sauté. C'est l'un des mécanismes de base des compulsions alimentaires, c'est ce qui provoque ce que les anglophones appellent les « *binges* ».

Et le gâchis commence à un point bien précis: la privation. Manger un petit bout de gâteau dès le départ, en endossant de façon tout à fait zen l'idée de s'offrir ce plaisir, désamorce ces mécanismes. Et on n'a pas à avoir peur du biscuit ou du fudge si on en mange de façon raisonnable et que, de façon générale, on mange uniquement à sa faim. C'est la tonne de biscuits, mangée pour toutes sortes de raisons émotionnelles ou à la suite des restrictions, qui peut poser problème.

« Au début de la vingtaine, j'ai souffert d'anorexie pendant environ trois ans, jusqu'à ce que je découvre l'univers des gyms et des diètes de fitness. C'était pour moi une avenue sécuritaire: gagner de la masse musculaire tout en maintenant un faible pourcentage adipeux et ressembler aux mannequins sexys des revues sportives, avec leurs cuisses musclées et leurs fesses rebondies. Je vivais dans une prison de protéines maigres, de légumes et d'un peu de gruau ou de pommes de terre douces quand je n'en pouvais plus de manquer de glucides. Plus les années passaient, plus les kilos s'additionnaient... Et j'essayais de me rassurer en me disant que c'était du muscle, que j'augmentais mon métabolisme de base. Cependant, je ne me sentais pas bien dans mon corps. Je me trouvais trop musclée, pas assez féminine... Alors j'ai cessé de soulever des poids et j'ai commencé à suivre le régime proposé par Jenny Craig en ne faisant plus que du cardio. Le *high* des régimes, je l'ai connu ! Je perdais des centimètres de tour de taille... Mais au bout d'un mois, j'ai craqué. Je n'en pouvais plus ! Si peu d'énergie, si peu de calories... Alors, je suis retournée lever des poids au gym et j'ai repris le rythme des repas copieux de la période de gain de masse musculaire, avec en prime des aliments interdits que je m'offrais avec mon conjoint la fin de semaine, parce qu'on "avait le droit de tricher". Quel délire ! Le yoyo des régimes était ma vie. »

Nancy, 34 ans

La vie n'est pas une carotte

On l'a bien vu, les régimes n'aident pas vraiment la perte de poids à long terme, car ils créent des dommages métaboliques. Mais une autre grande raison fait aussi qu'ils ne mènent nulle part : la vie en général et notre alimentation en particulier ne peuvent pas être planifiées et réglementées de A à Z.

Disons que, demain matin, vous commencez à ne manger que des carottes et des smoothies protéinés. Cela vous permettrait probablement de perdre du poids assez rapidement, mais avez-vous envie de passer le restant de votre vie comme ça ? Non.

Un régime peut peut-être aider très efficacement à procurer une perte de poids ponctuelle. Mais il ne nous permet pas d'adopter une nouvelle façon de vivre où l'on reste mince et où l'on est capable de s'adapter à toutes les situations que le quotidien nous apporte. C'est notamment pour cela que presque tout le monde reprend tout le poids perdu. Vivre une vie de constantes contraintes n'est pas réaliste. Dès que la vie normale post-régime revient, si l'on n'a pas compris et changé les réflexes qui nous font trop manger, on reprend les habitudes qui nous ont amenés à avoir des kilos en trop.

Même si le régime ou le mode de vie restrictif que vous adoptez pour perdre du poids est plus sophistiqué que notre histoire inventée et irréaliste de carottes, le problème reste le même. En fait, les régimes peuvent se donner des airs très permissifs et affirmer qu'ils ne sont pas des régimes, mais plutôt un ensemble de nouveaux principes de vie «santé». Ils nous laissent croire que tout ça est très vertueux et que les privations, dissimulées sous des allures de «nouveaux choix», n'en sont pas vraiment: Je ne suis pas au régime, je ne mange pas de ceci ou cela parce que je suis intolérant. Je ne calcule pas mes calories, je calcule des points. Je ne suis pas au régime, je mange santé. Ce n'est pas que je suis au régime, c'est que je suis végétalien crudivore, donc je ne peux rien manger ici.

Tout ça revient au même: on ne mange pas vraiment selon nos propres goûts. Et à moins que vous ne souhaitiez subir un lavage de cerveau comme dans les films de science-fiction, vous devez comprendre que votre amour pour les aliments que les régimes pourchassent ne se déprogramme pas et qu'il faut donc vivre avec ces goûts-là qui, soit dit en passant, sont plutôt normaux et compréhensibles.

Ce qu'il faut «reprogrammer», changer, transformer pour perdre tout surplus de poids à long terme, ce n'est pas notre goût, c'est notre attitude devant les aliments que les régimes nous disent de fuir à tout prix.

Les régimes qui ne nous permettent pas d'être zen en toutes circonstances et devant tous les types d'aliments ne nous aident pas à vivre, à nous adapter à toutes les réalités de la vie. Ne voulez-vous pas pouvoir voyager et goûter aux spécialités locales, profiter de la vie, manger au resto, aller chez des amis, essayer de nouveaux plats sans avoir peur des calories et des kilos?

Le meilleur est interdit

Le troisième problème avec les régimes et les systèmes de perte de poids basés sur les restrictions est que non seulement ils nous proposent un quotidien encadré et rigide, et donc irréaliste à long terme, mais en plus ils ciblent précisément les aliments qu'on aime le plus avec une sévérité discutable.

Parfois, par exemple, c'est le gras qu'il faut refuser. Parfois, il faut partir à la chasse aux sucres raffinés en particulier ou aux glucides en général, et/ou aux produits laitiers. D'autres vous diront que c'est le total de calories qui compte, et donc que tous les aliments riches sont à éviter absolument, car ils font sauter les limites de votre budget calorique. Mais qui a dit que tous ces aliments étaient si terribles ? Le problème n'est-il pas l'excès plutôt que les aliments eux-mêmes ?

Prenons le sucre. Les régimes traditionnels en tracent un portrait dévastateur. À lire tout ce qui s'écrit, on dirait que le sucre est la nourriture du diable en personne. On le compare parfois à l'héroïne, tellement il créerait des dépendances néfastes. Le sucre n'est certes pas sans défaut et loin de nous l'idée d'en manger à la cuillère et de faire exprès pour en consommer sans vergogne, mais peut-on faire preuve d'un peu de discernement et de calme, peut-on être capable de mesure à son égard ? Des études parlent effectivement de l'effet agréable du sucre qui peut créer une habitude en agissant dans des zones sensibles du cerveau[10], mais elles ne parlent jamais de notre capacité à gérer le plaisir sans tomber dans l'extrême. Et elles ne parlent jamais de l'effet exacerbant de la privation sur l'attrait pour ce produit. Il y a moyen de manger du sucre sans excès et sans la privation qui mène souvent à l'exagération et à la compulsion[11].

Rappelons-nous qu'à une certaine époque on disait que le sucre n'était pas si terrible, mais que le gras, lui, l'était. Beurre, huile, crème… C'étaient eux qu'il fallait fuir à tout prix. Jusqu'à ce que les recherches[12] montrent que le goût des produits allégés était si peu satisfaisant que les gens en mangeaient plus et prenaient du poids. La satisfaction joue un grand rôle dans la minceur...

Les gourous du poids changent en effet de cible à travers le temps, et il y a toujours de grands aliments coupables, à éviter à tout prix, avant que le pendule ne se projette dans la direction inverse et les amène à honnir un autre pan de notre frigo.

Ne serait-il pas plus simple d'adopter une façon intuitive pour manger suffisamment ce que nous aimons, sans attendre la prochaine étude supposément scientifique ou la prochaine mode alimentaire à propos de ce qui est bien ou mal de manger?

« Ça n'a pas été facile tous les jours de changer complètement un mode de pensée et d'aller parfois à contresens de tout ce qu'on trouve dans les médias. Cela dit, la persévérance vaut grandement le bonheur et la délivrance psychologique qui ont suivi. Je n'ai plus de culpabilité à manger des aliments autrefois interdits. J'ai des biscuits et des canneberges enrobées de chocolat dans mon garde-manger, et leur attrait est complètement disparu. Le processus complet en vaut vraiment la peine. »

Isabelle, 41 ans

Mot de Marie-Claude

Depuis une cinquantaine d'années, les consommateurs des pays industrialisés se font dire très tôt dans leur vie que les sucreries et les aliments gras sont à fuir. Et ce message s'est accentué depuis 15 ans. Parfois, cette chasse frise le délire. Des enfants qui sont en pleine croissance se font dire à l'école qu'ils ne peuvent pas manger les brownies ou le gâteau aux carottes maison que leurs parents ont préparés avec plein d'amour et mis dans leur boîte à lunch ! Au Québec, il est maintenant habituel d'entendre que des professeurs passent par-dessus les parents pour transmettre aux enfants des messages sur la « santé » et leur dire que les aliments qu'ils adorent, que leur famille adore, sont mauvais pour eux. Et dans cette guerre à la mauvaise alimentation, on confond la question des calories et la qualité nutritionnelle. Souvent, on a l'impression que les responsables scolaires et compagnie imposent à nos enfants une vision de l'alimentation calquée sur leurs propres et sempiternels régimes amaigrissants.

Et pendant qu'on décourage les produits maison en les accusant d'être trop riches, on ne dit rien sur un paquet d'autres enjeux. Est-ce qu'une purée de fruits aromatisée artificiellement et sucrée aux jus de fruits est mieux qu'un biscuit cuisiné par un parent ? Est-ce mieux de manger une mangue venue du bout du monde, avec toute l'empreinte environnementale liée au transport que l'on connaît, que du yaourt local avec du sirop d'érable bien sucré mais aussi bien local ? La quête de « santé » finit toujours par ressembler à la chasse aux calories ; pourtant, les choix alimentaires que nous devons faire sont pas mal plus complexes que ça. Pourrait-on discuter d'OGM parfois aussi ?

Les régimes empêchent la zénitude

Un dernier problème avec les régimes : ils changent la façon générale de voir notre alimentation et nos comportements alimentaires. Et pas pour le mieux. Ils nous font croire qu'on ne peut tout simplement pas être des mangeurs libres, que ce n'est pas une option dans la vie. Et ça, c'est terrible pour ceux qui veulent être zen et manger juste suffisamment.

Les travaux de David M. Garner, directeur de la clinique River Centre, en Ohio, pionnier américain dans la recherche sur les troubles alimentaires et auteur du *Handbook of Treatment for Eating Disorders,* a sonné l'alarme dès les années 1970 :

> [Il] y a presque toujours un régime avant le début de troubles alimentaires, dans toutes les populations, incluant les adolescentes, évidemment. C'est le premier régime qui transforme une activité insouciante, manger, en activité réglementée, encadrée, où pèse-personne, balance de table, tasse à mesurer et calculatrice de calories prennent la place de la sérénité des mangeurs zen. Maintenant, il y a même toutes sortes d'applications pour mesurer au gramme et au kilojoule près combien on a ingurgité[13].

Est-ce une façon de vivre ?

Tellement de gens « surveillent » leur alimentation – ils ne font pas de régime, eux, ils mangent « santé » ou alors ils mangent « équilibré » ou alors « ils font juste un peu attention » – qu'on croit souvent que c'est devenu une façon normale de manger, une fois l'insouciance de l'enfance passée. On ne voit plus qu'on est en restriction constante parce que c'est comme un bruit de fond, un état normal. Mais ce sont ces restrictions qui conduisent aux excès et aux compulsions[14].

Ce sont les restrictions qui font que la vie se sépare en deux : d'un côté le quotidien qu'on essaie de gérer de façon la plus encadrée qui soit, et de l'autre, tout ce qui est vacances, sorties au resto, fêtes, etc. Et là, soit on se limite et la fête d'une amie devient ce moment où on n'a rien bu, rien mangé, alors que tout le monde s'éclatait, soit on laisse tomber ses défenses et le voyage en Europe devient une sorte de supplice paradoxal où chaque bouchée est à la fois du plaisir et une crise de culpabilité... N'aimeriez-vous pas aller en vacances sans avoir à mettre le pèse-personne dans vos valises – oui, bien des gens le font – et sans avoir peur de la nourriture qui se présentera sur votre chemin ?

Les régimes, les restrictions, le « faire attention » bouffent des moments de vie qui sont tellement plus riches, tellement plus intéressants, agréables et relax quand on est zen face aux aliments, aux kilos, et qu'on a éliminé les éternels régimes de nos vies. Les régimes nous font croire qu'il est normal d'être dans leur prison alimentaire. Pourtant non, ce n'est pas normal.

Mot de Marie-Claude

Mon travail m'amène à rencontrer des chefs et des artisans qui font un travail exceptionnel pour créer des plats nouveaux, pour nous nourrir de façon savoureuse, et souvent écologique et équitable. Pour moi, ce sont les accomplissements qu'il faut célébrer et embrasser. Mais combien de fois suis-je allée au restaurant avec des gens qui fuyaient la variété du menu, ne s'attardaient pas du tout au vrai travail des artisans et allaient directement à l'entrée de salade verte et au plat de poisson poché, évitant sans même y penser tout le reste du menu, que ce soit des ris de veau ou de la longe de porc, des gnocchis ou un bon risotto, la vraie spécialité du chef, le tout en cherchant essentiellement à limiter les calories, leur seul critère de choix, apparemment.

EN RÉSUMÉ

- Les régimes amaigrissants ne donnent pas grand-chose, puisque 95 % des gens qui perdent du poids le reprennent totalement en cinq ans.
- Soixante pour cent des personnes qui ont perdu du poids avec un régime amaigrissant reprennent en cinq ans plus de poids que ce qu'elles avaient perdu.
- Les restrictions mènent aux excès.
- Les privations sont souvent intégrées dans nos vies sans même qu'on s'en rende compte. Il est devenu normal de penser qu'il y a des aliments dits «santé» – terme totalement galvaudé – et des aliments «engraissants».
- On peut manger de tout sans grossir. Il suffit d'en manger juste assez.
- Une recherche récente sur les participants de l'émission *The Biggest Loser* montre que le métabolisme de base est considérablement ralenti par les régimes draconiens et qu'il le demeure à long terme, et donc qu'il est risqué de se lancer dans les régimes.

Pistes de réflexion zen

Quel est le coût personnel, professionnel et familial de faire un régime, de vivre dans la restriction, d'avoir faim toute la journée, de se sentir sans énergie, d'avoir de la difficulté à se concentrer, de se sentir irritable parce qu'on n'a pas assez mangé ?

...

Quel est le coût personnel et familial de vivre dans un constant état de restriction, de ne jamais manger la même chose que les autres, de ne pas être libre de manger ce qu'on veut à tout moment, de voir chaque occasion de repas comme un terrain miné ?

...

Avez-vous envie de passer le restant de votre vie à avoir peur des aliments « engraissants » ?

...

Avez-vous déjà fait le calcul des montants investis dans vos régimes (pilules, produits amaigrissants, abonnements, etc.) ?

Photo : Julie Artacho

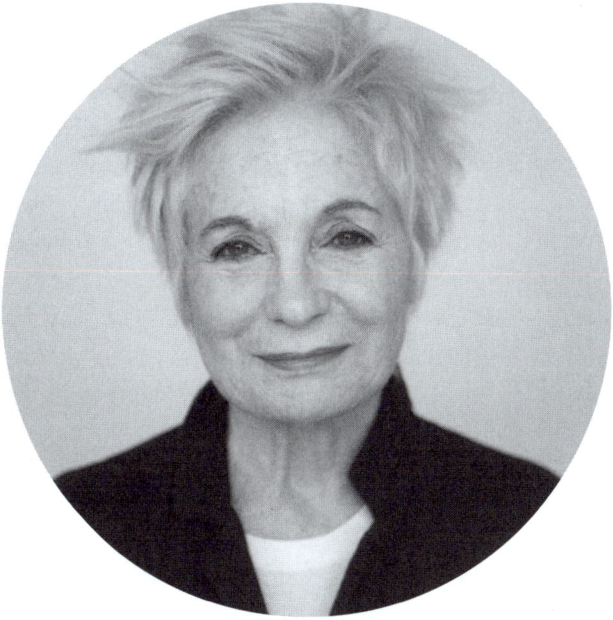

LOUISE LATRAVERSE

Qui ne connaît pas la grande actrice québécoise Louise Latraverse, chroniqueuse à *La Presse,* vedette de Facebook, grande cuisinière, notamment spécialiste de cuisine indienne, et, de façon générale, femme sympathique et formidable ?

À 75 ans, Louise a été choisie par le designer Denis Gagnon pour être le visage d'une nouvelle collection de vêtements avant-gardistes. Pourtant, elle n'a rien du format classique des femmes que l'on embauche généralement pour ce genre de tâche. Elle n'est pas particulièrement grande, elle a la tête toute blanche et pratiquement quatre fois l'âge des vedettes des passerelles. Mais quelle attitude ! Louise en a marre des distinctions que la société nous impose au sujet de l'âge, de la taille, de la culture ou de la « race ». S'il n'en tenait qu'à elle, il n'y aurait pas de boutiques « taille plus » et certainement pas de magasins où les personnes de son âge n'osent pas aller. Elle porte des vêtements tendance qui pourraient très bien faire à une étudiante en mode de 22 ans ou à une artiste d'art visuel new-yorkaise de 53 ans. C'est un personnage qui refuse d'être mis dans une catégorie, dans une case. « Je suis la même personne que j'étais quand j'avais 20 ou 40 ans », lance-t-elle. Même sens de l'humour. Même émerveillement. Même générosité.

Voici comment elle décrit sa façon de voir l'alimentation.

« Je mange comme je veux. Et à mon âge, je me dis qu'un peu de gras, ça remplit les rides ! J'adore mon biscuit au chocolat avec un thé en après-midi. Je sais préparer de bons repas, mais des fois, pour souper, je me fais un bol de granola et je suis super contente. »

« Je n'ai pas d'équilibre chaque jour, je ne recherche pas ça. Je vis dans le chaos et je fonctionne très bien comme ça. J'aime la variété. Je ne suis pas constante et c'est très bien ainsi. C'est mon tempérament, et j'ai appris à savoir qui je suis. À travers ce tempérament créatif et osé qui est le mien, j'arrive à une sorte d'équilibre à la fin du mois. Mais chaque jour ? Je m'en fiche totalement. Je ne pense plus comme ça, "cinq légumes, cinq fruits"... Ce côté rigide, je l'ai enlevé de mon quotidien car ça me rendait folle. Et je n'ai pas besoin de ça pour accentuer ma folie. Je fonctionne bien dans l'improvisation et l'instinct, et avec l'âge, j'ai compris que cet instinct est mon outil le plus précieux. »

« De la viande tous les jours? Le cœur me lève. Peut-être que je ne mange pas assez de protéines. Moi, j'aime le pain, et j'aime faire mon pain, j'aime les tartines le matin avec de la bonne confiture et un café... Et puis, pendant une semaine, je mange du poisson et des légumes... Et puis voilà, je pense qu'au bout du compte, ça s'équilibre. Mais je ne mesure rien, je ne compte rien. »

« Je ne peux plus supporter les règles et toutes les formes que ça prend, que ce soit chez les végétaliens ou les végétariens. Laissez-moi choisir ! Je suis maître de ma vie et de ce que je mange. Le plaisir est extrêmement important pour moi. Je comprends que les gens malades aient besoin de gérer leur vie et leur alimentation autrement. Mais moi, je ne me prive de rien de ce que j'aime. Je mange de la crème glacée, mais je ne mange pas le litre au complet. Je mange du gâteau, mais je ne mange pas le gâteau au complet. J'aime m'arrêter à la pâtisserie Rhubarbe une fois de temps en temps et prendre des petits gâteaux. Des choses simples, mais qui sont formidables. Je ne mange que de bonnes choses. Des choses fraîches. »

« Tous les jours, je me lève en me disant : je ne suis pas en Syrie, je mange, je suis dans une abondance inimaginable. »

« Toutes ces restrictions, ces modes, ces tendances, ça m'énerve ! C'est tellement californien, tellement un *trip* d'actrices d'Hollywood, tellement *white people problems*. C'est sûr que, comme tout le monde, j'ai été influencée. J'ai résisté beaucoup à tout ça, mais j'ai quand même eu mes essais et mes erreurs. Cependant, je fonctionne tellement mieux sans interdit. S'il y en a, je suis dans le trouble parce que je pars sur une bringue, et que l'équilibre n'y est plus. Ça ne m'arrive plus. Je fais des étirements, un peu de yoga et 45 minutes de marche par jour et c'est tout. Je ne veux rien savoir du reste. »

2
Chapitre

L'ennemi n'est pas dans le frigo

Si l'on veut entreprendre la grande transformation vers la zénitude alimentaire, et donc la marche tranquille vers une alimentation libre, relax, intuitive, celle qui permet d'avoir un poids bien correct et de l'énergie pour changer le monde – ou juste un petit bout de son monde –, il faut commencer par mettre de côté un problème absolument inutile dans la vie : la peur des aliments.

Nooooon, ce gâteau plein de glucides n'entre pas chez moi, sinon je vais le manger! Du yaourt? Je n'achète que du 0 %, à cause des protéines. Le reste, ça fait grossir! Des chips? Si je commence, je ne peux juste plus m'arrêter... Du pain? Ben, il faut qu'il soit sans gluten.

Qui n'a jamais entendu ces phrases? Elles sont devenues banales tellement elles sont courantes. La peur des aliments est partout. Elle change, elle évolue – pas de gras... pas d'hydrates de carbone... pas de lactose... – mais la peur demeure.

Cette phobie est presque normale dans notre monde, où les recommandations de santé publique, les médias, notre entourage se plaisent à répéter qu'à part quelques aliments bénis (comme les légumes verts et le poisson grillé), beaucoup sont mauvais, néfastes, voire dangereux. Le beurre? La crème? Le sucre? Tous terribles. Le message est toujours le même: il y a le « Bon » et le « Mauvais ». La nourriture est campée dans un modèle manichéen hautement moral, et il faut craindre les méchants aliments qui nous donneront le cancer et des crises cardiaques ou, plus couramment, qui nous feront grossir.

Quand on dit que certains aliments sont Mauvais, on ne parle pas d'aliments mauvais pour l'environnement parce qu'ils ont été mal pêchés ou mal élevés ni d'aliments mauvais pour les droits de la personne parce qu'ils ont été cultivés et récoltés par des gens sous-payés au bout du monde. Non. L'aliment qu'on s'interdit, qu'on fuit, est essentiellement celui qui est riche en calories.

En suivant cette logique, des tas d'aliments sont Mauvais, c'est-à-dire vraiment mauvais si on ne veut pas grossir ou si on veut maigrir, et dans la vie de tous les jours, cette réalité est généralement exprimée par l'expression « pas santé » : Les frites ne sont pas santé. J'aimerais autre chose qu'une pizza, quelque chose de plus santé... Et on crée ainsi tout le flou nécessaire pour parler, la plupart du temps, de limitation calorique sans que cela ne paraisse trop. Parce que la santé, c'est plus acceptable socialement, ça fait moins frivole, moins narcissique, c'est moins discutable. (L'autre étape, souvent, est de se déclarer « intolérant » ou « allergique » aux aliments riches en calories, on en reparlera plus tard...) Les concepts se confondent pour que personne ne parle directement de perte de poids. La minceur et la santé deviennent la même chose. Et on parle de santé par-ci, et de santé par-là...

En filigrane apparaît alors cette réalité non dite, mais ressentie par tous : tous les aliments qui ont bon goût, qu'on aime, ne sont pas étiquetés santé et posent le risque qu'on en mange trop. Un vrai piège. Les aliments Mauvais ne le sont pas passivement. Le Mauvais est actif. Il veut nous séduire, nous attirer, nous faire prendre du poids. C'est une menace.

L'ami de mon ennemi

Certaines personnes, une minorité dont on parlera dans le chapitre 3, se fichent de cette moralisation de la nourriture, mais 80 % de la population se préoccupe activement de ce qu'elle mange[1]. Ces gens sont inquiétés par tous les aliments Mauvais. Est-ce donc dire que tous les fuient ? Non. C'est plus compliqué.

Parmi ces gens préoccupés par leur alimentation, certains choisissent de manger quand même ces aliments montrés du doigt, en se disant : Je me le permets. Ce qui n'est pas la même chose que d'en manger de façon modérée, normale, sans calcul, « zenement ». Les autres, soit beaucoup de gens, cherchent à les fuir activement, avec plus ou moins de succès. Ils courent devant les calories comme s'ils étaient pourchassés. Parfois, ils faillissent et vivent cela comme un échec… Vous savez de quoi on parle. La nourriture les a déjoués ! Elle a gagné !

Ces messages sur le Bon et le Mauvais des aliments, sans cesse martelés, ont pour résultat de donner un pouvoir immense à la nourriture : Cette mousse à la vanille veut venir se coller sur mes hanches ! Cette tablette de chocolat veut à tout prix m'éloigner de la minceur ! Ce burger au fromage me veut du mal !

Évidemment, l'effet de ces aliments sur le poids est réel si on en mange beaucoup, si on en mange trop. Oui, bien des gens ont pris du poids en mangeant trop de biscuits, de pain beurré, de poutine. Même nous, bien des fois, dans une autre vie. C'est une vérité incontestable. Mais une fois qu'on a dit ça, on fait quoi ? On élimine ces aliments ? On les fuit ? On essaie de les remplacer ? On se met tous à manger des comprimés comme les astronautes ? Comment peut-on faire de l'ennemi un ami inoffensif ?

C'est ce qu'on veut faire : vous inviter à décrocher de la peur des aliments pour rétablir un nouvel équilibre des forces entre vous et le contenu de votre garde-manger et de votre frigo.

Mot de Marie-Claude

On me demande constamment comment je fais pour aller autant au restaurant sans craindre de prendre du poids. « T'as pas peur ? » Non, je n'ai pas peur. Je goûte à tout. Mais je ne mange pas tout. C'est moi qui ai le dernier mot. Pas la nourriture. « Tu gaspilles ? » Non, je récupère. Je suis une grande amatrice du fameux *doggie-bag*, parce que cela permet d'arrêter de manger sans ressentir de la culpabilité, et que je crois fermement à l'importance de la lutte contre le gaspillage alimentaire. Le *doggie-bag* est une invention franchement utile : je ramène mes restes à la maison et mes ados les dévorent, ou alors je m'en fais un lunch pour le lendemain. Le *doggie-bag* est très courant en Amérique du Nord, mais il est beaucoup moins connu en Europe. Ici, dans les restaurants asiatiques, cela va de soi de demander que tous les restes soient emballés. Et je refuse d'être gênée d'en demander.

Une peur bien réelle

D'abord, une évidence : toute personne qui estime être au-dessus de son poids idéal – à tort ou à raison – est aussi convaincue d'avoir trop mangé. Généralement, cette personne n'est pas convaincue d'avoir trop mangé de salade ou trop bu d'eau. Elle est convaincue d'avoir trop mangé toutes sortes d'aliments très précis – desserts, plats salés, plats gras, pommes de terre, pâtes, pain, beurre, fromage, vin... Tout le monde connaît la liste et souvent même le nombre précis de calories pour chaque ingrédient de la liste.

Dans la tête de cette personne, ces aliments sont directement associés à sa prise de poids. Il est donc totalement normal qu'elle en ait peur. Cette peur, extrêmement réelle et compréhensible, pourquoi ne pas la décortiquer?

Pour ce faire, faisons un parallèle avec une autre sorte de peur: la peur des ponts. Que diriez-vous, par exemple, à une personne qui est terrorisée par les ponts et qui évite à tout prix de les prendre, limitant ainsi énormément ses déplacements? Lui diriez-vous d'arrêter de traverser des ponts pour le reste de sa vie, que c'est la meilleure approche, la plus efficace?

Non. Ce n'est pas un plan très réaliste. D'abord, on a tous besoin de prendre des ponts dès qu'on bouge un peu. Et on sait tous aussi que c'est une peur irrationnelle et injustifiée. (Oui, il y a des ponts qui tombent parfois, mais disons que ce n'est pas le risque le plus grand dans une journée normale...)

Que diriez-vous à notre ami terrorisé par les ponts? Vous lui diriez probablement, le plus subtilement possible et avec le plus d'empathie possible, d'aller chercher de l'aide, psychologique ou autre, parce que c'est trop triste de s'empêcher de se déplacer pour ça et donc de vivre normalement.

Et à partir de là, la tâche serait d'épauler cet ami. Parce qu'il faudrait qu'il comprenne, par des explications claires et accessibles, qu'un pont, c'est sécuritaire, ça ne s'écroule pas à tout bout de champ, et que sa peur est disproportionnée par rapport au risque réel, statistiquement microscopique, posé par les ponts. Il faudrait aussi, par différentes approches, l'aider à se confier à propos des raisons de ses craintes et ainsi, à les déboulonner.

C'est aussi ce que nous voulons faire: vous aider à comprendre qu'il y a moyen de manger du pain beurré ou un morceau de gâteau aux carottes, peu importe, sans risquer de prendre une tonne de kilos et de ne jamais s'en remettre. De la même façon qu'on peut traverser des ponts sans tomber en bas et sans que le pont s'écroule, on peut manger sans que le pire survienne.

Il faut changer de perspective et comprendre qu'il est possible de manger de tout sans prendre du poids si on en mange juste assez pour nos besoins énergétiques[2]. Voilà la réalité.

Si vous êtes de ceux qui ont peur de certains aliments, si vous vous dites qu'il est impossible de ne plus avoir peur, que votre peur est vraie et justifiée – et que nous, les auteures de ce livre, on raconte n'importe quoi, on ne comprend pas votre situation réelle à vous – accrochez-vous et poursuivez la lecture. Car soyez rassurés : nous avons entendu les mêmes messages sur les aliments « engraissants », nous sommes passées par là, et nous avons dû nous réconcilier avec eux. (Eh non, on n'a pas un métabolisme d'enfer qui brûle tout dans le temps de le dire. Promis.)

On le répète : les racines de la peur sont réelles – peur des ponts, peur des calories[3]… On ne dit surtout pas qu'il faut ignorer la peur, l'effacer du revers de la main comme si ça n'existait pas vraiment. Il est arrivé qu'un pont s'écroule, mais c'est une réalité absolument marginale et c'est cette relativité qu'il faut intégrer. Il faut d'abord comprendre que les aliments, peuvent parfois faire grossir, mais ne le font pas toujours, et souvent pas du tout. Ensuite, il faut circonscrire nos craintes, les mettre dans la boîte des craintes irrationnelles qui brouillent notre comportement et nous font déraper.

Un morceau de chocolat ne fait pas grossir, trois kilos de chocolat, c'est autre chose. Le problème n'est pas le chocolat, c'est ce qu'on en fait. Même chose avec la baguette ou le sac de chips. Un morceau de pain n'est pas la même chose que la baguette au complet. Manger cinq chips ou le sac en entier sont deux choses différentes. L'ennemi n'est pas dans le frigo ou dans le garde-manger, on le répète. Notre adversaire, c'est notre comportement devant les aliments, et c'est ça qu'il faut accepter, comprendre, analyser, changer.

Dans ce cas-ci, la peur, la maudite peur, est un facteur de dérapage, car elle aggrave nos comportements compulsifs devant la nourriture[4] et nous pousse à l'évitement. Et qu'est-ce qui arrive quand on se prive? On rêve de l'interdit. Autrement dit, la peur brouille nos choix, nous limite, nous cantonne dans de fausses croyances qui nous font tourner en rond, nous empêche d'être libres. Elle est au cœur du cycle je me prive → j'ai une envie folle de tel aliment → je l'évite → je finis par craquer → j'en mange trop parce que je me dis que c'est la seule fois où je pourrai en manger → je me sens nul d'avoir trop mangé → je suis mal → je vais encore manger pour apaiser ce mal...

La zénitude, c'est pouvoir côtoyer tous les aliments sans les craindre. C'est la liberté de ne plus se laisser arrêter par la peur et de manger juste assez, quand on a faim et qu'on en a envie.

Bonjour l'anxiété

On est tous plus ou moins anxieux. Parfois on le sait, on le sent. Parfois pas du tout. Peu importe. C'est un état important à comprendre, car la recherche montre qu'il y a un lien entre l'anxiété et les rapports perturbés avec la nourriture. Dans une étude menée sur 338 personnes, on a constaté que presque toutes celles qui souffraient d'anorexie et de boulimie avaient aussi un sérieux problème d'anxiété[5]. L'anxiété fait donc partie des émotions à surveiller et à désamorcer si on veut avoir une relation relax avec la nourriture. Et il est important de s'intéresser à elle pour comprendre comment elle influe sur notre alimentation.

On le répète encore une fois, le but de ce chapitre est de montrer que l'ennemi n'est pas dans le frigo ou le garde-manger, mais plutôt dans ce qui se passe entre les deux oreilles, et l'anxiété fait partie de ces états à surveiller. C'est un état naturel qui apparaît quand le corps estime qu'il est en danger. Ce n'est pas un état qu'on choisit, mais plutôt une réaction instinctive déclenchée par un stress et dont le but est d'assurer notre survie. On devient anxieux en réagissant à une menace.

Mais qu'est-ce qu'une menace? Une bête féroce qui peut nous attaquer? Une tempête à l'horizon? Oui, bien sûr. Mais dans le monde moderne, cette menace peut toucher bien d'autres choses que la survie physique. Elle peut aussi concerner les sentiments, l'ego, la «survie» sociale. On peut avoir peur d'être humilié, d'être triste, d'être dépassé par des événements ou les émotions, de perdre notre rang social, notre emploi, notre place au sein d'un groupe, d'une famille. Le spectre de menaces, de craintes, de peurs qui déclenchent l'anxiété est très vaste.

La nourriture peut donc réveiller beaucoup d'anxiété en nous: on a peur qu'elle nous fasse grossir, qu'elle nous empêche de perdre du poids, qu'elle nous empêche de rester minces, qu'elle nous empêche d'être heureux... Et toutes ces peurs viennent jouer sur l'anxiété qu'on a déjà en nous.

« On m'a montré très jeune que j'avais un surplus de poids et qu'il fallait à tout prix maigrir. J'ai lu des tas de magazines à l'adolescence et écouté toutes sortes d'entrevues et de publicités qui m'ont convaincue que pour être heureuse, il fallait maigrir, que ce devait être le but le plus important de ma vie, celui sans lequel je ne parviendrais jamais au bonheur. Mon expérience m'a amplement convaincue que cette croyance était vraie. Certains hommes me regardaient moins que mes amies plus minces, et dans certains groupes, je passais inaperçue. J'en ai déduit que tous les hommes entretenaient ces préférences et que pour avoir une place dans la société, il fallait répondre aux critères de beauté. »

Christianne, 64 ans

On crée inconsciemment un lien entre la nourriture et tout un paquet de difficultés qui n'ont rien à voir avec elle. Un gâteau au chocolat, par exemple, peut s'avérer stressant. On se dit qu'on ne peut pas ne pas le manger. On est en lutte interne avec lui. Avec soi. On veut en prendre une bouchée, deux... On se dit que ce serait mieux de ne pas en prendre. On en prend quand même et on se sent coupable, mais si on n'en prend pas, on est frustré.

Donc on devient anxieux à cause de la nourriture.

Pourtant, quel est le problème sous-jacent? Vous répondrez sans doute que c'est la peur de grossir. Ok. Mais pourquoi est-ce si grave de grossir? Parce que vous avez peur de ne plus être aimé? Ahhhh... Là, on parle! Ça, c'est une vraie bonne réponse. Ce n'est pas banal. C'est un vrai sujet à explorer. Et ce n'est pas étonnant que ça vous rende anxieux.

Sauf que qu'est-ce qu'on fait quand on est anxieux? On va voir ses proches pour leur demander de l'amour? On va se faire rassurer par son entourage, ses collègues? Non. D'habitude, ce qu'on fait, c'est qu'on se prend la tête et qu'on développe des comportements d'évitement face aux situations qui font croître l'anxiété. Et on fait tout ça sans même y penser. On se protège ainsi contre le risque posé par une difficile quête de réponses profondes aux sources réelles de notre anxiété. On reparlera de tout cela dans les chapitres suivants.

Voici un résumé du genre de chemin inconscient que tout ça fait dans notre tête: j'ai peur de tel aliment → je l'évite → en réalité, j'évite la crainte qu'il évoque → cette crainte, c'est de grossir, → mais cette crainte, c'est surtout de ne plus être aimé, c'est la peur d'être rejeté, c'est la peur d'être vu comme pas assez bon, pas assez discipliné, pas assez fort, etc. On parle d'enjeux profonds liés à l'estime de soi et qui touchent notre vulnérabilité. Ces questions sont difficiles et plus douloureuses à gérer, toucher, régler que de refuser un morceau de gâteau (et d'être ainsi convaincu de faire un pas vers la minceur, terre promise du bonheur).

En réalité, refuser le gâteau – ou la frite ou la crème glacée, peu importe – ne règle pas grand-chose. La solitude, la tristesse, la peine, la faible estime de soi ne partent pas pour autant.

Mot de Guylaine

On pense être des gens rationnels, mais au fond, on est principalement gérés par nos émotions, et plus particulièrement par nos peurs. On est programmés pour survivre, on doit réagir aux menaces. Il est donc normal que le corps emmagasine toutes les informations nécessaires à sa survie. Quand un événement hautement émotionnel se produit dans notre vie et nous ébranle pour une raison ou pour une autre, il reste ancré dans le cerveau. Sonia Lupien l'explique très bien dans son livre *Par amour du stress*[6].

Nos décisions, même celles dites rationnelles, sont presque exclusivement encadrées par la peur : la peur de faire de la peine, de perdre son emploi, de se faire abandonner, de dépenser trop d'argent, de rater une opportunité unique... Il faut prendre conscience de cette peur omniprésente, à divers degrés, et voir si elle vous fait manger. C'est toujours l'exercice que je fais avec les personnes qui me consultent. Aller voir les peurs et ensuite faire le lien avec la nourriture.

On ne peut pas attendre de ne plus jamais avoir peur pour agir, parce qu'on passerait sa vie à attendre. Mais voir la peur et faire l'effort conscient de la confronter en diminuent l'intensité. La peur n'a pas d'emprise dans le réel, elle est ancrée dans l'expérience, donc dans le passé. C'est la clé pour arrêter d'aller vers la nourriture pour éviter de ressentir la peur.

Les bibittes qui nous bloquent

Demandez à n'importe quelle personne qui veut perdre du poids quel est l'ennemi le plus pernicieux dans sa vie. Est-ce le chocolat qui lui fait de l'œil constamment ? Les frites qui lui sautent dessus ? Et si ce n'était pas plutôt les bibittes qu'elle traîne et qui font qu'elle tombe dans le chocolat et les frites, et qu'elle en mange trop ? Bref, ces bibittes nous roulent dans la tête et nous empêchent d'être zen, et donc de manger de façon relax et détachée…

Faisons un peu d'entomologie.

Pourquoi ? Parce que nous avons tous des bibittes et parce que les voir et les comprendre, c'est le premier pas pour diminuer leur emprise sur nous. C'est donc une étape importante vers la zénitude. Même si on refuse de les voir, que ça ne nous intéresse pas, que c'est trop compliqué et énervant de penser à tout ça, elles continuent quand même d'être présentes et de faire du tort.

Le saboteur

Le saboteur n'est pas une sorte de mille-pattes, mais une bête féroce, empoisonnante. C'est en fait le mot utilisé par le psychanalyste Carl Jung pour décrire cette force en nous, totalement inconsciente, qui vient littéralement nous démoraliser, nous bloquer, nous arrêter et saboter nos efforts. Jung[7] ainsi que Chopra et ses collaboratrices[8] l'appellent aussi « l'ombre ». Les bouddhistes utilisent l'expression super-ego. Chaque fois, on parle de la même chose : une force interne qui joue contre nous.

Nous aimons le mot « saboteur » parce qu'il est imagé et fonctionne particulièrement bien pour expliquer pourquoi nos comportements réels face à la nourriture ne sont pas les mêmes que ceux qu'on imagine ou qu'on idéalise. C'est ce qui explique la contradiction entre ce qu'on identifie consciemment comme étant la chose à faire – moins manger, par exemple – et nos gestes réels – dévorer cette poutine au complet, par exemple.

Le saboteur est un mécanisme inconscient qui encapsule nos peurs passées et qui nous les ressert constamment. Le saboteur nous fait des jambettes en tentant de nous protéger contre un danger imminent, un réflexe puisé dans l'expérience – surtout négative – mais en fait, il nous empêche d'avancer.

Le saboteur, concrètement, défait souvent les efforts de ceux qui veulent moins manger : T'es même pas capable de ne pas manger ! T'es nul, donc ne prends pas le risque de faire un effort, ça ne marchera pas ! N'essaie pas de sortir du lot, tu vas te casser la figure ! L'intensité des mots du saboteur est directement proportionnelle à la force négative des expériences de l'enfance, où il prend sa source, voire de la violence de certaines expériences qui dictent son propos.

En effet, les messages du saboteur sont très négatifs et tirent leur origine de blessures. Ils ont vaguement un rôle de protection, puisque leur but est de nous éviter de revivre un événement traumatisant. Par exemple, les personnes qui ont eu de mauvaises notes à l'école et ont eu droit à la colère répétitive de leurs parents répéteront inconsciemment le processus chaque fois qu'il y aura un risque d'échec dans une évaluation. On se prépare à la catastrophe. On se traite de tous les noms à l'avance pour bloquer l'espoir de sortir du rang, et donc d'être confronté à la possibilité d'un échec, et donc de souffrir de cet échec.

Une personne qui a été ronde étant enfant et qui a souffert de ne pas être comme les autres, qui a fait rire d'elle, peut avoir un saboteur qui la programme à l'échec : Tu as toujours été gros, tu le seras toujours, n'essaie même pas d'être mince, ça ne marchera pas. Le saboteur veut l'empêcher de revivre la douleur de l'échec potentiel de toute tentative de changer, mais ce faisant, il fait souffrir. On se fait souffrir soi-même. On défait d'une main les efforts faits de l'autre. On s'empêche de vivre en essayant de se prémunir contre les difficultés de vivre.

C'est souvent le saboteur, par exemple, qui fait tricher dans les régimes amaigrissants : Tu ne peux pas être mince, aussi bien manger ce que tu aimes et dont tu essaies de te priver. Ça ne sert à rien de rêver... Mais c'est aussi lui qui défendra les mêmes régimes si on dit qu'ils ne marchent pas à long terme : Ben non, ils marchent les régimes, c'est du grand n'importe quoi de penser que tu peux maigrir autrement, t'es pas capable... C'est lui qui bloque le changement, qui annonce à l'avance l'échec de tout, incluant une nouvelle approche alimentaire plus libre.

Il est donc impératif de désamorcer le saboteur, parce qu'il nous oblige à être constamment en mode « gestion d'un échec annoncé ». Surtout qu'il agit même après un succès pour transformer le sens d'une expérience positive. Il fait douter, il fait remettre en question le positif pour s'attarder au négatif : Tu as mangé des biscuits et tu n'as pas terminé le paquet au complet ? Tu te crois modéré ? Tu peux encore entrer dans tes jeans ? Attends, tu vas voir ! Les kilos vont arriver plus vite que tu penses. Tu te penses fin, mais tu n'aurais pas dû...

Ce faisant, on passe à côté de beaucoup de choses très intéressantes de la vie...

Pour le désamorcer, il faut l'identifier. C'est crucial. Il faut apprendre à l'observer aller, à l'entendre, à le voir agir. Et il agit grosso modo de trois façons :

1. Une voix intérieure relativement facile à identifier. On s'entend se dire à soi-même de ne pas faire ceci et cela, ou que telle ou telle initiative est vouée au désastre pour toutes sortes de raisons.

2. Une sensation de peur (la fameuse anxiété) qui se manifeste soudainement. Si, par exemple, l'idée de demander une augmentation de salaire vous donne des sueurs froides, c'est sûrement votre saboteur qui est bien à l'œuvre pour vous dire que vous ne la méritez pas. Même chose si vous êtes devant un buffet ou un repas entre amis. L'idée même de devoir aller au restaurant peut causer cette angoisse, cette peur de la perte de contrôle.

3. Une fatigue soudaine (c'est assez étonnant quand on l'apprend), comme si le saboteur voulait nous paralyser en nous coupant toute énergie : C'est tellement dangereux ce que tu songes à faire, ne vas pas là ! Évidemment, ce genre de phénomène n'est pas toujours facile à identifier au début, mais il faut simplement apprendre à être vigilant face à ces réalités.

Le saboteur nouvelle génération

Le saboteur est un mécanisme déroutant et décourageant assez primitif. Il nous lance des messages de découragement simples : N'essaie même pas, tu es trop poche. T'es gros, c'est tout... Avec les années et l'expérience, le saboteur est toutefois capable de peaufiner ses pensées et il se crée une petite sœur, qu'on appelle « pensées limitantes et fausses croyances », un concept bien connu en psychologie[9]. Mais ces pensées ne sont réellement qu'une version plus sophistiquée du saboteur. Ce sont des pensées incrustées, intégrées, dont on est sûr qu'elles sont des vérités et donc qu'on ne remet pas en question. C'est encore une voix, un mécanisme inconscient qui nous empêche d'avancer.

Cette petite sœur nous lance de fausses affirmations qui ressemblent à ceci :

- Les personnes minces doivent nécessairement contrôler tout ce qu'elles mangent. Cette pensée fait craindre l'interdit, la privation. On se dit qu'on ne pourra plus jamais manger ce qu'on aime. Bien des hommes n'essaient jamais de faire d'effort pour perdre du poids à cause de cela. Parfois inconsciemment, ils rejettent l'idée même de restriction.
- Les minces rendent les autres femmes jalouses. Cette pensée fait craindre la solitude, la perte d'amitiés, un choc dans l'environnement social. On a peur de ne plus être aimée si on perd du poids.
- Seules les minces sont harcelées sexuellement et attirent les regards, le piège de l'infidélité les guette constamment, et c'est donc risqué d'être mince.

Même si, rationnellement, on veut perdre du poids, même si ces fausses croyances sont enregistrées dans notre cerveau, on défera inconsciemment tous nos efforts pour être mince, car on ne voudra pas être le gars éternellement au régime qui n'est pas en plein contrôle de son alimentation, ou cette femme qui provoque la jalousie des copines ou qui est l'objet d'une attention non désirée. C'est particulièrement frappant chez les victimes d'abus sexuel qui, sans le savoir, se protègent avec leurs kilos en trop tout en essayant, d'un point de vue rationnel, de perdre du poids sans succès.

Il faut déprogrammer ces pensées limitantes qui agissent dans l'ombre.

Il existe différentes façons de le faire. On en reparlera dans les chapitres suivants. On n'insistera cependant jamais assez sur l'importance de ces concepts, de ces forces qui nous minent de l'intérieur, non seulement à cause de leur effet sur notre humeur et notre bien-être, mais aussi sur nos actions.

Une calorie est une calorie

Comme vous venez de le voir, l'ennemi qui vous fait prendre du poids ou ne pas maigrir n'est pas exactement dans le frigo. Contrairement à ce qu'on nous a amplement répété, la cause du surpoids se trouve certainement tant dans notre rapport avec la nourriture que dans les aliments comme tels.

Si vous êtes en train de lire ce livre, c'est que vous vous intéressez à l'alimentation. On présume que vous savez donc depuis longtemps qu'une tasse de céleri contient moins de calories qu'une tasse de fromage, par exemple. Ce n'est pas exactement une nouvelle. Pourtant, depuis des décennies, on rappelle constamment à la population de « faire le bon choix », que tel aliment est moins riche que tel autre...

Mais qui ne sait pas ça ? On n'a pas besoin de se faire expliquer la même chose mille fois ni de se faire montrer des petits dessins de cuillerées de sucre sur l'étiquette d'un aliment pour comprendre qu'il contient beaucoup de calories ! Qui s'imagine que du jour au lendemain on se mettra à manger allègrement du céleri parce qu'on vient d'apprendre – oh ! le *scoop* – que c'est moins riche que de la poutine ?

Surtout que d'un point de vue scientifique et quand vient le temps de parler de poids, toutes les calories sont égales. Une tasse de céleri ne contient pas le même nombre de calories qu'une tasse de fromage, mais une calorie de céleri, c'est la même chose qu'une calorie de fromage[10].

Évidemment, la calorie peut provenir d'aliments riches ou pauvres en nutriments de toutes sortes. Une calorie de fraise n'est pas associée au même bagage nutritionnel qu'une calorie de lait au chocolat ou de barbe à papa. Les fraises ont des vitamines et des fibres que la barbe à papa n'a pas, et le lait au chocolat a du calcium, entre autres, que la fraise n'a pas. Mais peu importe.

Une alimentation idéale n'est pas une alimentation pauvre en calories, et ce n'est pas non plus une alimentation faible en sucre ou riche en gras saturé ! L'alimentation idéale est diversifiée et adaptée à nos besoins nutritionnels, mais aussi à nos besoins sensoriels et culturels. Il est normal que les Québécois aient envie de mettre du sirop d'érable sur leurs fraises, les Italiens du parmesan sur leurs pâtes, et les Français un verre de rouge avec leur repas. Tout ça fait partie de notre vie, de notre culture, de ce qui nous a façonnés. Ce n'est pas un caprice, ni quelque chose à nier ou à éradiquer.

L'alimentation idéale, c'est une alimentation qui nous correspond. Et ce « nous » peut être omnivore, végétarien, cacher, amoureux des pâtes, fou du chocolat, peu importe. La nourriture nous apporte du plaisir, elle est notre alliée pour être zen.

EN RÉSUMÉ

- La peur de certains aliments est malheureusement devenue normale dans notre société.
- Ce ne sont pas les aliments qui nous font trop manger, c'est nous qui mangeons trop. Il faut comprendre pourquoi.
- Il faut comprendre pourquoi on a si peur de certains aliments, pourquoi on a peur de grossir.
- Il faut découvrir de quoi on a réellement peur, au-delà de la prise de poids ou de la crainte de ne pas maigrir. Est-ce justifié? Comment faire face à ces peurs?
- À l'intérieur de nous, des mécanismes inconscients sabotent nos efforts et agissent malgré nous. Ils défont d'une main ce qu'on essaie de faire de l'autre.
- Les forces qui nous font trop manger sont beaucoup plus nombreuses et complexes que la simple présence d'aliments dans notre maison ou à notre table.
- Il faut arrêter d'avoir peur des aliments et les réintégrer dans nos vies pour être vraiment zen.
- On peut manger de tout sans prendre du poids, on peut même en perdre, une fois qu'on a compris que ce ne sont pas les aliments qui sont au cœur du problème, mais plutôt notre attitude face à eux.
- Les inconforts, les émotions difficiles, les malaises qui poussent à trop manger sont nombreux et souvent bien enfouis.

Pistes de réflexion zen

Identifiez les aliments qui vous font peur.

...

Avez-vous peur que ces aliments vous fassent prendre du poids ou provoquent-ils tout simplement un fort sentiment de culpabilité ? Qu'est-ce que cela signifie ?

...

Est-ce que ne pas manger tel ou tel aliment réglera vraiment la situation ou la difficulté que vous essayez de gérer par la minceur ?

...

Quelle est la fausse certitude derrière votre peur des aliments ? (Par exemple : Je grossirai à cause de cet aliment, donc je n'aurai pas de chum.)

...

Reconnaissez-vous le saboteur, les pensées limitantes et les fausses croyances ?

Photo : Édouard Plante-Fréchette / La Presse

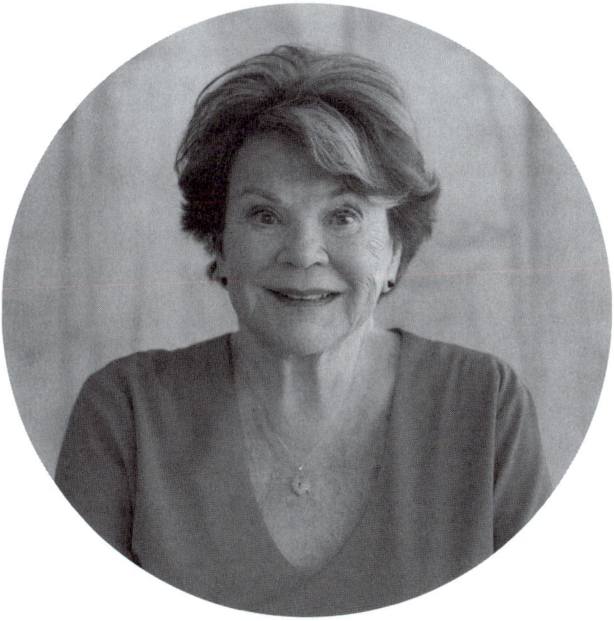

JANETTE BERTRAND

Janette et ses « brosses de sucre »

Janette Bertrand a 91 ans et écrit encore. Elle vient de publier *La vieillesse par une vraie vieille,* qui se vend comme des petits pains. C'est une icône québécoise, une belle grande gueule féministe qui nous brasse la cage depuis toujours, une prolifique auteure et une grande animatrice qui a osé parler de mille sujets tabous, alors que, dans le Québec des années 1980 ou même 1990, personne n'avait le courage de plonger.

C'est elle qui, un jour des années 1980, a lancé ce sujet dont personne n'avait jamais parlé : les « brosses de sucre ». Ces orgies de bonbons et de chocolat qu'elle faisait seule, en silence. C'était une des premières fois qu'une personnalité connue parlait d'un tel comportement, une ouverture avant-gardiste à une discussion sur le rôle de béquille joué par la nourriture dans nos vies, au même titre que la drogue ou l'alcool.

« C'était quoi, mes brosses de sucre ? C'était m'acheter un kilo de chocolat Laura Secord et, tout en lisant – parce que je suis une grande lectrice – manger la boîte au complet », raconte-t-elle en entrevue dans un restaurant italien montréalais, le Marinara, qu'elle a tenu à choisir parce qu'« ils font les meilleures escalopes de veau en ville ».

« Et là, poursuit-elle, le lendemain, tu te lèves et tu as mal au cœur, exactement comme quand tu as trop bu. Je me détestais, je m'en voulais. J'étais une montagne de culpabilité. » Et qu'est-ce qui déclenchait tout ça ? Un sentiment d'abandon très présent. « Le chocolat me calmait, ça remplissait un vide. Maintenant, je sais que je suis aimée. Je suis plus calme. J'ai moins le goût de faire des excès. Je réussis à être en paix. »

Janette ne fait plus de régimes depuis longtemps et ne prend plus de brosses de sucre, même si elle adore toujours les desserts et tout ce qui est sucré. « Depuis des années, je me maintiens. Je n'y pense même plus. C'est sûr qu'il y a de la crème glacée chez nous et que je m'offre mon petit dessert. Quand j'écris, je vais chercher quelques bonbons... C'est ma drogue et j'en suis très consciente. » Toutefois, pendant des années, Janette a suivi mille régimes qui lui ont fait vivre des montagnes de culpabilité et d'angoisse. Elle perdait du poids, regagnait sans cesse les kilos perdus et recommençait la danse, toujours en espérant avoir la minceur rêvée, mais toujours aussi en étant attirée par la nourriture, qui jouait un rôle hyper important dans sa vie affective. Elle regrette toute cette énergie, tout ce temps, tous ces plaisirs perdus dans cette quête impossible. « J'ai été idiote de passer 30 ans de ma vie à essayer d'être mince alors que c'était peine perdue. »

En fait, elle était mince sans le savoir. Elle s'en est rendu compte il y a quelques années. À l'émission *Les Enfants de la télé,* on a ressorti d'anciennes images d'elle et elle s'est alors exclamée : « Mais qu'elle est belle ! » Elle ne s'était jamais vue ainsi. « Jeune fille, j'étais mince et je me trouvais grosse. »

Qu'est-ce qui l'a aidée à abandonner les régimes après tout ce temps ? D'abord, une prise de conscience déclenchée par la publication de *À dix kilos du bonheur*, de Danielle Bourque, un livre précurseur sur l'inutilité des régimes et la perte de liberté. Enfin, quelqu'un lui parlait de ce qu'elle vivait : la culpabilité, l'inutile culpabilité. Enfin, quelqu'un lui expliquait que la nourriture est essentielle pour vivre et pour avoir l'énergie de changer le monde, et qu'elle n'a pas à être une source d'angoisse. Puis, une discussion avec son conjoint la rassure. Il lui dit qu'elle est son gâteau des anges... Aujourd'hui, ce souvenir la fait sourire avec un regard amoureux. Elle peut donc lâcher prise et devenir qui elle est.

Janette Bertrand a toujours été un cordon-bleu, toujours prête à cuisiner pour exprimer son amour pour les autres et obtenir de l'affection en retour. « Quand je fais à manger, je le fais pour quelqu'un. C'est très lucide », explique l'écrivaine. « Les femmes ont compris depuis longtemps que la cuisine est une façon d'être aimé. Les hommes sont en train de le comprendre aussi. » Pour elle, ce lien entre cuisine et affection remonte de toute évidence à l'enfance. « Je sais d'où ça vient. J'étais la seule fille avec trois frères, et ma mère n'était pas présente. Très jeune, j'ai appris à faire du sucre à la crème à mon père pour qu'il s'exclame "Mon Dieu, c'est donc bon !". Et puis je me suis mise à faire les repas, toujours pour avoir de l'attention, de l'amour. »

En laissant tomber les régimes, Janette a commencé à s'aimer elle-même, sans passer par la nourriture et la minceur. Elle a fait la paix, elle s'est retrouvée. Aujourd'hui, elle est convaincue que l'essentiel est là. « Je ne sais pas quel sera le titre ou le sous-titre de ton livre, mais il faut que les gens comprennent que la clé, c'est d'apprendre à s'aimer. »

3
Chapitre

Les maux de la faim

Ceux qui ont lu *Mangez !*, notre premier livre, savent que notre philosophie de base a toujours été que le poids naturel, celui qu'on devrait tous viser, est celui que l'on a quand on mange à sa faim quand on a faim. Dans *Kilos zen,* 10 ans de réflexion et de travail en clinique plus tard, il faut toutefois ajouter un mot crucial : un poids naturel est maintenu quand on mange lorsqu'on a *une vraie* faim.

Une partie très importante et souvent négligée de l'apprentissage de l'alimentation intuitive, l'approche prônée ici et par d'autres spécialistes en France et aux États-Unis[1], est en effet de faire la différence entre les vraies et les fausses faims.

Attention, le but n'est pas de se prendre la tête et de plonger dans une façon compliquée de manger où l'on se pose mille questions. Ce n'est pas du tout cela. Distinguer une vraie faim d'une fausse faim, ce n'est pas difficile quand on prend le temps de s'écouter, de se poser quelques questions et de porter attention à ce qui se passe en nous, et c'est crucial si on veut manger vraiment zenement. Reconnaître les fausses faims et prendre conscience de leur existence est important parce que, souvent, elles nous trompent, nous font faire fausse route, nous font trop manger et déjouent nos efforts pour ingérer uniquement la quantité d'aliments dont on a réellement besoin.

Mais qu'est-ce au juste que la faim? Comment se manifeste-t-elle? Quel rôle peut-elle jouer pour nous aider à manger précisément la quantité de carburant dont notre corps a besoin?

La liberté des mangeurs intuitifs

Une journée normale devrait ressembler à ceci: je me lève, j'ai (une vraie) faim, je mange ce qui me tente. Je ne me préoccupe pas de calories, mais bien de goûts et d'envies. Je n'ai plus faim après tel ou tel nombre de bouchées? J'arrête de manger, peu importe ce que disent les gens autour de moi. Peu importe si j'en laisse dans l'assiette. Et le même scénario se répète plusieurs fois durant la journée. Peut-être pour la collation, ou alors directement au lunch puis au souper.

Bref, vive l'appétit libre!

Une telle liberté est accessible à tous. Regardez autour de vous. Il doit y avoir des gens qui mangent comme ça, c'est sûr. Des ados? Des enfants?

Le mangeur intuitif ultime est le bébé allaité qui arrête de boire quand il le décide, souvent en s'abandonnant au sommeil, satisfait, sans savoir combien il a ingurgité et sans que ses parents ne le sachent non plus. L'intuition de base, c'est la sienne. Cette connaissance innée, presque inconsciente, de la quantité de nourriture dont on a besoin pour fonctionner en toute zénitude, on l'a tous à la naissance et on la garde enfant. Avez-vous déjà remarqué dans une fête d'enfants comment les morceaux de gâteau sont abandonnés à moitié finis? Un enfant libre d'avaler ce qu'il veut va aisément manger uniquement à sa faim. Avez-vous déjà observé, aussi, comment un enfant qui tient à manger du dessert va gérer son appétit pour ne pas trop manger du plat principal et avoir encore faim pour le sucré? On le lui reproche, mais n'est-ce pas lui qui a raison en fin de compte? Il tient à manger du dessert, mais il ne veut pas trop manger et avoir cette sensation de lourdeur désagréable. En fait, à moins qu'il ne soit forcé par un parent qui insiste pour qu'il finisse son assiette, un enfant ne mangera jamais trop. Et à moins qu'il n'ait un problème de santé affectant gravement sa capacité de se nourrir, il ne se laissera jamais, non plus, mourir de faim.

Cette capacité inconsciente de détecter la satiété, bon nombre d'entre nous la perdent à partir de 3 ans, notamment parce qu'on apprend à «finir notre assiette» donc à passer outre à ce signal d'arrêter de manger. Le marchandage des parents qui veulent absolument troquer le droit au dessert contre l'ingurgitation de légumes contribue aussi à la déconnexion.

Pour certains, la perte d'intuition est scellée à l'adolescence ou à l'âge adulte, dès que commencent les premiers régimes. Parfois, parce qu'on associe consciemment ou inconsciemment la nourriture à une sorte de médicament de réconfort – autre réflexe souvent inculqué durant l'enfance – on ne mange plus par faim, mais par besoin émotif.

« D'aussi loin que je me souvienne, j'ai toujours eu un grand surplus de poids. Sur des photos où j'ai à peine 3 ans, on distingue facilement d'enfantines et joviales rondeurs. J'ai rencontré ma première nutritionniste à 8 ans. Lors de la deuxième rencontre, je me souviens clairement avoir été grondée, car j'étais arrivée avec la langue bleue... J'avais accepté les friandises que des amis avaient généreusement partagées. À ce moment, j'ai commencé à manger en cachette. Je me rappelle très bien revenir de l'école et chercher de la nourriture à ingurgiter avant le retour du travail de mon père. Il n'y avait pas non plus de dessert à la maison. Je profitais donc de toutes les occasions pour en manger, comme si j'allais en manquer. »

Marianne, 34 ans

Il y a aussi des adultes, que certains appellent les « insouciants », les « intuitifs » ou les « minces naturels », qui mangent sans se prendre la tête, uniquement quand ils ont faim et sans dépasser leur faim. Ils constituent 20 % des mangeurs[2], et ils connaissent leurs signaux de faim et de satiété.

Pour ces personnes, il n'y a pas de livre de régime, de guide alimentaire, de listes de calories apprises par cœur, d'applications diététiques sur leur téléphone intelligent. Elles ne connaissent peut-être même pas la différence entre les lipides, les glucides et les protéines, et elles ont peut-être de la difficulté à les identifier. Peu importe. Elles savent qu'une carotte procure une sensation différente qu'une frite, et elles vont vers l'expérience qu'elles recherchent au moment de faire leur choix. Parfois, ce sera la carotte, parfois la frite, et leur poids n'en sera aucunement affecté[3].

Une étude menée par la chercheuse canadienne Janet Polivy a démontré que les mangeurs intuitifs sont tellement déconnectés (pour le mieux) de l'aspect scientifique et intellectuel de la nourriture qu'ils ne peuvent associer des types de repas avec des types corporels, alors que les mangeurs restrictifs, eux, associent systématiquement la minceur aux petits plats santé, et la corpulence à des mets plus riches en calories[4].

La société n'est pas nécessairement d'accord avec l'attitude insouciante de ces mangeurs intuitifs. Certains responsables de santé publique trouvent qu'ils devraient être plus attentifs à leur alimentation. Ils ont peur que ces mangeurs ne fuient pas assez les mauvais aliments, ou du moins ce que le discours de plusieurs « spécialistes » en nutrition – l'orthodoxie de la bonne nutrition à tout prix – estime être de mauvais aliments.

Nous pensons quant à nous que le fait de manger intuitivement est un atout, et que ses bienfaits dépassent les craintes que l'on peut avoir à son endroit. Non, nous ne sommes pas en faveur de la malbouffe, et oui, nous pensons qu'il y a des aliments meilleurs que d'autres pour la santé. Mais la régulation du poids passe par les comportements alimentaires d'abord et avant tout. Pas par une intellectualisation et une moralisation de la nourriture – voici le bien, voici le mal – qui ne marche pas quand vient le temps de savoir quelle quantité d'aliments ingérer pour retrouver son poids naturel.

Une méta-analyse a démontré que contrairement à l'idée perpétuée par les apôtres antimalbouffe – qui veulent que les mangeurs intellectualisent leurs choix – les mangeurs intuitifs ont un poids plus stable tout au long de leur vie et un indice de corpulence plus faible que la majorité des gens. Ils ont aussi une meilleure santé physique et psychologique et une meilleure alimentation en général[5]. Une autre recherche, effectuée à plusieurs reprises au cours des années, a aussi démontré que les enfants laissés libres devant un buffet finissent par manger de façon équilibrée, avec des choix d'aliments et des quantités correspondant précisément à leurs besoins alimentaires[6].

La réelle intuition, celle qui est basée sur les besoins physiques du corps – et non des compulsions de la tête – est le meilleur guide alimentaire. Bien des gens croiront que c'est un concept ésotérique, mais les recherches scientifiques sur la question, trop peu nombreuses à notre avis, mènent vers cette réalité.

Ceux qui ne sont pas des mangeurs intuitifs l'expérimentent: souvent, ce sont les restrictions et l'intellectualisation des choix alimentaires qui font qu'ils mangent parfois trop ou parfois pas assez, pendant que les mangeurs intuitifs, eux, ne se posent pas de question. Chez les mangeurs non intuitifs, soit on mange trop et on prend du poids, soit on se limite, on se donne faim et on finit par compenser en exagérant, non sans avoir envoyé toutes sortes de signaux alarmants au métabolisme.

Les mangeurs intuitifs, eux, mangent ce qu'ils aiment et ne se sentent ni affamés ni exagérément repus parce qu'ils ont passé outre à leur satiété. Cette lourdeur désagréable, ils ne la sentent pas. Ils n'ont pas d'envie compulsive de manger ceci ou cela, car ils se l'offrent sans y penser plus que ça.

Mot de Guylaine

On sait aujourd'hui qu'ajouter des pois chiches à de la semoule de blé, par exemple, permet non seulement de préparer un excellent couscous, mais qu'en plus, cela permet de compléter les protéines pour l'obtention d'un repas végétarien réellement nutritif et cohérent. Cette combinaison alimentaire, que l'on retrouve dans les cultures où, il y a des siècles, la viande et les produits laitiers étaient rares, n'a pas été inventée par des scientifiques, mais par des mangeurs intuitifs qui devaient survivre. La culture gastronomique est remplie de ces exemples et montre que l'humain a su « deviner » ce qui était bon pour lui bien avant que les laboratoires le confirment.

La faim cellulaire

Le corps a besoin de trois types de macronutriments pour vivre : des protéines, des glucides et des lipides. Tout ce que nous mangeons est composé de différentes combinaisons de ces macronutriments. Ce sont les trois seules sources d'énergie pour le corps – outre l'alcool, qui est à part dans sa propre catégorie. Combiné à ces macronutriments, il y a les vitamines et les minéraux (appelés micronutriments, car le corps en a besoin en petites quantités), et ces derniers, bien qu'essentiels à la vie, ne possèdent aucune valeur énergétique. Au total, il y a 13 vitamines et 22 minéraux, et à l'exception de la vitamine D, qui peut être synthétisée par le corps lorsqu'il est exposé au soleil, et de la vitamine K, fabriquée en très petites quantités par les bactéries de l'intestin, tous doivent provenir de l'alimentation. Ces micronutriments permettent aux cellules de participer à tous les processus biochimiques tels que gérer le métabolisme. Ils permettent aussi de libérer de l'énergie et jouent un rôle crucial dans la fabrication des tissus et la gestion de la masse osseuse. Quand on se nourrit, ce sont nos cellules qu'on nourrit.

Or de plus en plus d'auteurs, dont le grand nutritionniste français Jean-Philippe Zermati et la pédiatre américaine Jan Chozen Bays[7] – et nous adhérons à leurs thèses – croient qu'en plus de savoir quand il a faim et quand il n'a plus faim, le corps sait de quoi il a faim. Ce n'est toutefois pas une réalité démontrée scientifiquement, mais les recherches sur le macrobiote ouvrent la porte en ce sens.

Dès qu'un bébé commence à manger des solides, son corps apprend à évaluer les valeurs nutritionnelles, les différentes combinaisons de macronutriments et de micronutriments des aliments qu'il ingère[8]. Cette analyse a principalement lieu dans l'estomac et l'intestin[9]. Avec le temps, le corps perfectionne cette capacité de savoir de quel aliment il a besoin pour fonctionner. La pédiatre Jan Chozen Bays et ses collaborateurs, auteurs du livre *Manger en pleine conscience*[10], appellent cela la « faim physiologique », ou « faim cellulaire », et c'est une faim qu'il faut écouter pour savoir *quoi* manger.

Lorsque notre raison dicte ce qui devrait être mangé en fonction de connaissances extérieures – Je dois manger du blanc de poulet pour mon régime ! Je dois manger des légumes pour écouter mon médecin ! – elle nous empêche d'entendre les demandes de notre corps. Faites-en l'expérience devant le frigo : demandez à votre corps ce qu'il a besoin de manger et vous serez surpris de la clarté de la réponse. Mais peut-être porterez-vous un jugement sur cette réponse si, au lieu d'entendre « J'ai besoin d'une pomme juteuse », comme il le dit parfois, il vous lance : « Je veux une tartine au brie. »

Et comme la faim ressentie dans l'estomac, la faim cellulaire monte le volume quand elle n'est pas entendue. Une personne peut même devenir obsédée par un aliment s'il y a une carence en elle. Encore faut-il entendre le message...

« J'étais végétarienne depuis peu et je ne mangeais pas assez de fer. Mon corps me réclamait donc de la viande. Comme je ne voulais pas en manger, je mangeais plus de tofu et de légumineuses. L'attrait et l'enthousiasme que j'avais au début pour les légumineuses se sont peu à peu transformés en dégoût, avec des envies très fortes de manger de la viande. Je sentais que mon corps en avait un besoin urgent. Au bout d'un moment, je me sentais toujours fatiguée, et j'ai consulté mon médecin, qui m'a dit que je faisais de l'anémie. J'ai donc choisi de recommencer à manger de la viande. »

Mylène, 31 ans

Le corps amorce son éducation alimentaire dès la plus tendre enfance. Un adulte qui a grandi en Inde n'ira pas chercher une vitamine dont il a besoin dans le même aliment que quelqu'un qui a grandi au Québec. Si vous n'avez jamais mangé d'acérola, un petit fruit rouge qui pousse en Amérique latine, votre corps ne vous donnera jamais envie d'en manger pour remplir ses besoins en vitamine C ; il vous donnera probablement le goût de pommes ou d'oranges si vos réserves sont en baisse. Un végétarien de toujours répondra à ses besoins en fer avec les aliments végétaux appropriés ; si cette conversion est récente, le corps réclamera plutôt de la viande, car c'est ce que lui a appris son expérience.

Vous voyez maintenant pourquoi il est crucial d'avoir une alimentation diversifiée. Car même quand on mange « super santé », si on se prive de groupes entiers d'aliments, il est possible que le corps réclame certains nutriments et que cela se traduise par une envie de manger que vous comprendrez mal, qui ne sera pas nécessairement liée à la faim, mais plutôt à une quête de nutriments particuliers.

Il ne faut pas oublier non plus ce que les chercheurs appellent « le rassasiement sensoriel spécifique ». Ceci explique comment on peut avoir le sentiment d'avoir mangé suffisamment de quelque chose, mais avoir encore faim pour autre chose. Cette notion est très importante pour comprendre notre faim et pour comprendre comment, si on ne satisfait pas certaines envies, on peut finir par trop manger. Manger plein de légumes, par exemple, n'enlèvera pas la faim pour un dessert si on en a vraiment envie. On le voit souvent chez les enfants qui ne veulent pas terminer leur plat principal, mais qui veulent du dessert. Cela arrive aussi aux adultes qui essaient de compenser leur envie d'un aliment qu'ils s'interdisent par d'autres considérés comme « permis ». Pensez à la personne qui a vraiment envie d'un morceau de gâteau, par exemple, mais qui prend un fruit à la place, puis un bout de fromage, et qui n'a finalement jamais le sentiment d'arriver réellement au bout de sa faim avant de prendre le morceau de gâteau en question, après avoir trop mangé en chemin[11].

Mot de Guylaine

J'ai mis du temps avant de parler publiquement de faim cellulaire. Je trouvais le concept ésotérique... Par contre, dans ma propre expérience, cette réalité me semblait évidente, et c'était la même chose quand je posais la question aux personnes qui venaient me voir. Faire confiance à la faim cellulaire est la dernière étape pour arriver à vraiment et complètement laisser aller le contrôle sur son alimentation. On peut se fier à 100 % à son corps pour se gérer, tant pour la quantité que pour la qualité. C'est merveilleux, et on peut alors mettre nos énergies ailleurs.

Cachez cette restriction que je ne saurais voir

Les mangeurs intuitifs forment 20 % de la population[12]. Mais que font les autres 80 % ?

Quelque 40 % mangent au-delà de leurs besoins réels et donc de leur faim. Et 40 % se privent et ne répondent pas adéquatement à leur signal de faim. Et comme vous pouvez vous en douter, il y en a qui font les deux. Si on regarde uniquement les femmes, les études conduites chez nos voisins du Sud montrent que 60 % d'entre elles ont des comportements alimentaires pathologiques[13].

Oui, ces chiffres sont déprimants.

Vous ne croyez pas que près de 50 % des femmes sont au régime ? Ni que 60 % d'entre elles ont un comportement alimentaire pathologique ? Elles non plus.

Une vaste partie des gens qui ne mangent pas librement ne pensent pas être au régime. Ces gens pensent que c'est simplement normal de « faire attention », d'avoir faim et de ne pas manger pour y répondre ou de toujours rester sur sa faim à la fin d'un repas.

Demandez à ces gens qui s'empêchent de manger ce qu'ils veulent vraiment – la tarte au sucre et non le yaourt 0 % – s'ils sont en mode de restriction alimentaire, et ils diront : « Bien sûr que non ! Je ne me prive pas ! » Leur abnégation est pour eux un geste actif pour l'amélioration ou la conservation de leur poids. Et ils le font aussi pour le bien de la société, parce que les messages de santé publique encouragent l'encadrement de l'alimentation, la lutte contre « l'épidémie d'obésité », etc.

Peu importe que leurs efforts fonctionnent ou non, peu importe qu'ils mènent ou non à des excès un peu plus tard : l'idée même de la restriction ne se discute pas. Elle est « normale ». Ce n'est pas un régime. C'est même ce qu'il *faut* faire selon les normes actuelles de la société.

Ce contexte général des pays industrialisés, cette acceptation collective de la restriction alimentaire rendent extrêmement difficile toute réflexion sur les privations individuelles et sur leurs impacts sur le poids réel de chaque individu.

En voulant encourager de meilleures habitudes de vie, les messages de santé publique ont fait de la mentalité restrictive un style de vie.

Mot de Guylaine

Après 15 ans de pratique, je suis encore et toujours étonnée de voir tant de gens arriver dans ma clinique convaincus qu'ils ne se privent pas. Leur discours est toujours à peu près le même : « Je mange de tout. Je ne me prive de rien. Mon problème est que je ne suis pas capable de m'arrêter. Mais je ne fais pas de régime. Je ne veux pas en faire... » Quand je pose plus de questions, je réalise cependant rapidement que ce discours, qui donne une impression de liberté, cache une attitude restrictive. Ils me disent : « C'est sûr que ce n'est pas bon... Mais je le fais pareil. » Ensuite, ils regrettent consciemment ou inconsciemment leur choix, et une dynamique de culpabilité les empêche d'être zen. D'autres me disent : « Tout le monde sait que la poutine, ça fait grossir ; mais moi, j'en mange quand même, je ne me prive pas. Je suis cool avec ça. Mais j'en mange juste pas tous les jours. » Quand on est vraiment zen, on a tout simplement pas le goût de manger de la poutine tous les jours. Et ce n'est jamais « parce qu'il ne faut pas » ou parce qu'on a de la volonté qu'on ne mange pas le paquet de biscuits au complet.

Quand on est vraiment zen, un paquet de biscuits peut passer la semaine dans le garde-manger sans qu'on s'en rende compte. Le contenant de crème glacée peut s'étirer pendant des jours dans le congélateur. La zénitude alimentaire, c'est plus qu'accepter l'idée de manger un aliment. C'est être à la fois capable de l'aimer et d'en être détaché.

La faim justifie les moyens

La clé du comportement des mangeurs intuitifs est qu'ils savent manger quand ils ont faim et arrêter quand ils n'ont plus faim. Le problème des mangeurs non intuitifs s'articule autour de deux grands axes.

Le premier axe concerne l'identification même de la faim par ceux qui n'écoutent pas les signaux qu'elle envoie, volontairement, parce qu'ils suivent un régime pouvant aller jusqu'à leur dire quoi manger, à quelle heure et en quelle quantité. Certains suivent des principes qui ont l'air moins contraignants, mais qui encadrent néanmoins rigoureusement leur alimentation. Ils doivent, par exemple, calculer le nombre de calories, limiter leurs portions, faire des choix selon des grilles d'analyse précises. Les signaux de faim venus du corps importent peu. Les directives viennent de l'extérieur. Et ils en viennent à croire qu'il est normal de se restreindre ainsi. Ils savent par cœur combien il y a de calories dans une tasse de quinoa ou une tartine à l'avocat. Les limites sont programmées. C'est devenu leur façon normale de manger. Et évidemment, l'idée de manger instinctivement inquiète et génère beaucoup d'anxiété chez ces gens. Ils y voient une perte de contrôle qui ne peut que mal finir.

Pour ces gens en restriction, il devient souvent difficile de reconnaître la vraie sensation de faim, de savoir comment le signal commence à se manifester, à grandir tranquillement en eux.

Cette faim, elle commence par la petite faim. C'est une sensation de « présence » de l'estomac. On n'est pas encore inconfortable, mais on sent qu'il y a une tension plutôt agréable qui commence à prendre place. Graduellement, cette sensation se transforme, s'intensifie et devient une vraie faim. L'estomac est plus présent. On sent le vide et en même temps, l'estomac semble plus lourd. Généralement, chez une personne qui n'a pas été affectée par les régimes restrictifs, on parle d'une évolution vers la vraie faim qui dure environ une heure. Au bout d'une heure et demie, si on n'a pas mangé, on devient affamé. Là, c'est désagréable. La petite faim et la faim sont des sensations agréables. On a hâte de manger. On s'intéresse à la nourriture. On a des pensées positives. On prend plaisir à imaginer ce qu'on aimerait choisir pour le repas. Quand on est affamé, ce n'est plus drôle. La sensation est franchement désagréable. Certains deviendront irascibles. Rendu là, on est prêt à tout ingurgiter.

Cette vraie faim est différente des signaux de fatigue, de stress et compagnie qui deviennent des « fausses faims ». Il faut savoir la lire, la voir arriver, la sentir, la distinguer de nos autres sensations – tristesse, colère, anxiété et autres – car elle joue un rôle crucial d'autoéquilibrage. Si elle n'est pas là, si on la perd en faisant des régimes ou toute autre forme de restriction alimentaire, si on évite de ressentir cette sensation si cruciale, on bloque les mécanismes normaux et spontanés que la nature nous a donnés pour savoir comment manger juste suffisamment et répondre ainsi à nos besoins énergétiques.

L'autre grand axe de difficulté des mangeurs non intuitifs, c'est la reconnaissance des vrais signaux de faim, par opposition à tous les signaux qui ressemblent à de la faim mais qui n'en sont pas vraiment. Et nous le reconnaissons : ce n'est pas toujours simple de reconnaître un vrai signal physiologique de faim. Pourquoi ?

Parce qu'on ne sait plus le ressentir.

Parfois parce que notre corps a cessé de l'envoyer.

Parfois parce qu'il ressemble à toutes sortes d'autres sensations.

Souvent, si on veut perdre du poids d'une façon traditionnelle, donc par la privation calorique, on ressent la faim et on est heureux de ne pas manger pour y répondre parce qu'on pense qu'à chaque seconde passée sans y répondre, on maigrit activement. La faim est là, claire et nette, mais on n'y répond pas.

Et on se trouve formidable. Chez certaines personnes, cette sensation de faim non assouvie, donc de contrôle, crée même une euphorie. Tant qu'on a faim et qu'on ne mange pas, on se sent actif, en train de lutter physiquement, précisément, contre ces kilos qui nous empoisonnent la vie et nous empêchent d'être heureux.

Le problème, c'est qu'à force de faire cela, les signaux plus subtils de la faim s'émoussent. Ainsi, il ne reste que le signal maximum, celui qui nous enjoint de manger rapidement et beaucoup parce qu'on est affamé. C'est une réaction instinctive du corps, acquise à travers les âges pour survivre en temps de disette.

Quand seul le signal de faim extrême demeure, il devient difficile de manger modérément. Tout est survolté, pressé, plus gros qu'il le ne faudrait. La subtilité disparaît. On l'a tous vécu. Être affamé, se ruer sur la nourriture, trop manger, le regretter. On se demande comment on a pu autant outrepasser son appétit. C'est le signal exacerbé de faim qui nous pousse à l'excès, mais on se demande pourquoi notre volonté ne nous a pas permis de manger juste assez. Or, c'est la faim extrême qui pousse à des comportements alimentaires exagérés. Notre « volonté » n'y peut rien. C'est un phénomène physiologique.

Souvent, les personnes qui ne sont pas habituées à prêter attention à leurs signaux s'inquiètent à l'idée d'écouter leur faim avant de manger parce qu'elles ne connaissent que ce message extrême. Elles ne savent pas qu'il existe toutes sortes de signaux plus doux. Si on leur conseille d'écouter leurs signaux de faim, elles vont craindre, avec raison, ce signal gargantuesque et se dire que l'écoute des signaux est un concept impossible, trop incontrôlé et incontrôlable.

Le signal de faim, ce n'est pas uniquement le cri de l'estomac vide en manque urgent de nourriture. C'est un état qui apparaît doucement et graduellement pour nous faire comprendre que c'est le temps de manger. Quand on le comprend bien, on peut s'ajuster pour manger en conséquence.

Mot de Guylaine

Le signal très intense qu'on ressent lorsqu'on est affamé n'est pas le signal de faim qu'il faut suivre pour revenir à son poids naturel. Il est trop exagéré, surtout s'il est envoyé par un corps privé de nourriture qui s'est convaincu qu'il était en train de faire face à la Grande Famine et qu'il devait sauter sur toutes les occasions pour manger et faire des réserves. Cette combinaison est une catastrophe annoncée. C'est pourquoi, quand je commence à suivre une nouvelle personne, avant de parler de signaux de faim, je lui fais d'abord suivre une première étape qui consiste à rassurer le corps. Il faut sortir du mode affamé et privation pour commencer à parler de signaux de faim. Il faut appuyer sur le bouton *reset* en faisant comprendre au corps qu'il ne manquera de rien, que la nourriture est disponible. Je propose donc aux personnes qui me consultent de manger suffisamment aux trois heures, donc trois repas et trois collations. On choisit ensemble des menus rassurants, selon leurs goûts, et j'ajuste les quantités pour que leurs besoins énergétiques soient bien respectés. Ce n'est pas un régime, mais bien une toute première étape vers la liberté et l'autonomie alimentaire.

Parfois, le corps cesse d'envoyer des signaux de faim, par exemple chez les gens qui suivent des régimes particulièrement restrictifs, chez les personnes qui souffrent d'un trouble alimentaire comme l'anorexie ou la boulimie, ou encore chez celles qui ont choisi de suivre un régime très rigide, comme les régimes protéinés et autres diètes remplies de privations, voire de substituts à ingurgiter.

Souvent, cette absence de signal de faim est la bienvenue. On n'a plus faim. C'est une libération. Or la faim joue un rôle de régulateur important et bénéfique, et c'est quand la personne sans faim choisit de recommencer à manger qu'elle s'en rend compte. Ses balises lui manquent. Le corps finit par prendre tout ce qu'on lui donne et n'envoie plus d'indicateurs aidant la régulation de l'alimentation. La bonne nouvelle est que le signal de faim finit par revenir si on recommence à alimenter le corps normalement. La mauvaise, c'est que le signal de faim ne va pas revenir du jour au lendemain comme si de rien n'était. Pour le relancer, il faut manger. Et un corps privé de nourriture réagira si on recommence à l'alimenter. Il faut en être conscient et l'accepter.

Les fausses faims

Il y a deux sortes de fausses faims : les fausses faims physiques et les fausses faims émotionnelles.

Pour vous aider à comprendre ce qu'on entend par « fausse faim », prenons l'exemple de la fausse faim liée à la fatigue. Imaginez-vous à 22 h 30 devant votre écran d'ordinateur ou en train de faire un travail manuel dans la maison. Soudainement, une faim vous tenaille. Ça nous est arrivé à tous. Pourquoi appelons-nous cette faim une fausse faim ? Parce qu'elle n'est pas comme la vraie faim et ne réclame pas du carburant pour votre corps, mais autre chose. Dans ce cas-ci, elle réclame du repos.

Comme toutes les fausses faims, elle se distingue de la faim normale parce qu'elle arrive très subitement, qu'elle est tout de suite très forte et qu'elle se maintient sans changer d'intensité. Étrangement, cette faim est inconfortable, mais tolérable. Il y a généralement une forte envie de manger, et pas n'importe quoi.

Ainsi, vous êtes assailli par cette faim, et sans même y penser, vous vous levez pour aller chercher quelque chose à manger. Généralement, vous aurez envie d'une gâterie riche en glucides qui donnera de l'énergie rapidement, pas d'un morceau de flétan ou d'une salade de haricots verts. Souvent, ce sera plutôt du chocolat, des bonbons, des biscuits, des chips...

Mais vous avez faim, direz-vous. C'est une vraie sensation physique qu'il faut calmer. Mais n'êtes-vous pas tout simplement fatigué ?

Cette faim, c'est un peu comme si le corps demandait : « Soit tu me donnes de l'énergie rapide et forte tout de suite, soit tu me mets au repos. »

Posez-vous la question. À 22 h 30, la réponse est peut-être évidente, mais à 15 h ? Est-ce le temps de lancer une nouvelle politique de sieste au boulot ?

Quand on fait des régimes à répétition, le corps finit par associer la fatigue liée aux manques énergétiques à toutes les fatigues. Dès qu'on est fatigué, même si c'est parce qu'on manque tout simplement de sommeil et que c'est le temps d'aller dormir, on se dit qu'un peu de nourriture nous donnera l'énergie qui nous manque. Et vous ne rêvez pas : le signal très précis, très physique que vous ressentez ressemble en effet à s'y méprendre à de la faim.

Selon Michelle May, médecin, auteure et apôtre de l'alimentation intuitive, un nombre incalculable de calories sont ingurgitées aux États-Unis par des gens qui sont épuisés, qui devraient tout simplement aller faire une sieste ou se coucher, mais qui vont à la place vers leur frigo ou leur garde-manger afin de répondre à leur baisse d'énergie par des aliments plutôt que par du repos[14].

La fatigue n'est pas le seul signal qui est ainsi inconsciemment mal interprété par le corps. Chez les personnes qui ont souvent été affamées par les régimes amaigrissants et qui ont souffert des impacts négatifs de la privation que ces régimes encouragent, manger devient une panacée pour toutes sortes de symptômes.

Si, par exemple, le fait de se priver de nourriture a causé des maux de tête chez une personne, celle-ci aura tendance à avoir faim quand elle aura mal à la tête. Le corps a retenu que la nourriture réglait la céphalée, alors que celle-ci peut être causée par toutes sortes d'autres facteurs.

Le corps peut aussi se mettre à avoir faim quand une personne a froid ou se sent tout simplement très faible, même si ces manifestations physiques peuvent être causées par plusieurs autres facteurs que la faim. Le corps, lui, pense toujours, en premier, qu'il manque de nourriture et que manger réglera ses problèmes, parce qu'il les a si souvent vus et expérimentés alors qu'ils étaient causés par la faim.

Les fausses faims émotionnelles

Les fausses faims émotionnelles sont elles aussi nombreuses. Et savoir les repérer est très important parce que, comme on l'a dit plus tôt, ce sont souvent elles qui font déraper les efforts de ceux qui veulent apprendre à manger uniquement à leur faim.

Cette fausse faim qui nous joue des tours, c'est la faim causée par l'anxiété, le stress, la tristesse, un grand sentiment d'impuissance... C'est plus qu'une envie de manger pour se désennuyer. C'est un vrai signal physique qui ressemble à de la faim, qui semble dire qu'on a faim, et qui nous trompe.

Comment en vient-on à avoir faussement faim quand on est triste, anxieux ou stressé, notamment? Enfant, ces sentiments s'expriment naturellement. Les émotions sont là. Clairement identifiées et clairement exprimées. Avec le temps, l'éducation, l'expérience, la vie, on s'adapte pour les harnacher. Souvent, on les bloque. On se conditionne à ne plus les ressentir pour qu'elles ne nous fassent plus souffrir, ne nous nuisent plus, ne soient plus dans nos jambes. Cette déconnexion nous amène graduellement à confondre toutes les sensations. Ai-je faim? Suis-je stressé, triste? Tout ressemble à de la faim. Tout demande d'être apaisé par quelque chose de plaisant: de la nourriture qu'on aime et dont le cerveau émotionnel sait qu'elle nous procurera du plaisir à court terme.

Ces faims causées par des émotions surviennent généralement rapidement et sont très intenses. Une frustration, l'ennui, un stress, une peine – un ordinateur qui tombe en panne, une amie qui nous laisse tomber pour une activité, un proche qui envoie un message inquiétant, une écœurantite d'être assis devant l'ordi depuis très longtemps – et sans même qu'on ait eu le temps de comprendre ce qui se passe, tout à tout, le corps envoie un très fort signal de faim. La faim physique normale, elle, arrive beaucoup plus graduellement.

La fausse faim peut aussi survenir au repas ou à l'heure de la collation. Elle se mélange alors à la vraie faim, mais influe à la hausse sur la quantité de nourriture dont on croira avoir besoin, car il y a « remplissage » d'un vide émotionnel – tristesse, colère sourde... La nature de ce qu'on a envie de manger peut aussi être influencée par le type de faim. Une peine d'amour donne rarement envie de manger un steak ou une salade de carottes.

On peut aussi reconnaître la faim émotionnelle parce qu'elle est très difficile à calmer. Pourquoi ? Parce que la vérité, c'est qu'on essaie d'apaiser un problème par le mauvais moyen. On mange donc douze biscuits ou un sac de chips au complet, on se sent mal, mais on n'a pas nécessairement calmé sa faim. Les personnes qui mangent compulsivement le voient bien et sont souvent conscientes de ce problème sans pour autant savoir contrôler ou déjouer les pulsions inconscientes qui les font manger. En plus, en faisant dévorer des aliments qui sont souvent considérés comme interdits parce que riches en calories, la faim émotionnelle aggrave le problème de départ :

J'ai un problème émotionnel – tristesse, stress, anxiété, ennui, etc. → je pense que j'ai faim, mais c'est de la fausse faim → sans le savoir, je mange pour essayer de me calmer → ça m'apaise mais seulement pour un court moment et au final ça ne me calme pas vraiment → je me sens coupable d'avoir autant mangé → mon problème est aggravé par ce sentiment de culpabilité → j'ai encore plus envie de manger pour « saouler » ou « anesthésier » ce sentiment…

Et le cercle continue.

Si on pouvait en parler aux outre-mangeurs, aux boulimiques, aux personnes qui souffrent d'hyperphagie… et même tout simplement à notre voisine ou à notre beau-frère, on verrait que ce sont des comportements très courants qu'on retrouve un peu partout, à différentes intensités. Mais personne n'en parle, c'est trop difficile.

Mot de Marie-Claude

Récemment, j'ai remarqué que quand je m'installe devant mon écran d'ordinateur pour amorcer un article, je vais nécessairement me chercher soit un verre d'eau, soit quelque chose à manger. Souvent, ce que je vais dénicher devient ma collation de la matinée ou de l'après-midi. C'est donc intégré dans ma vie et je ne pense pas faire d'excès, mais l'écran blanc me donne faim. Guylaine pense que c'est mon anxiété devant la page blanche, devant le petit saut à faire dans l'inconnu, le défi que représente la rédaction d'un article, même après 28 ans dans le métier, qui génère cet inconfort qui se manifeste par cette faim. Et je pense qu'elle a raison. J'ai aussi remarqué que j'avais une faim subite et envahissante quand un appareil électronique tombe en panne ou que je ressens toute autre frustration techno…

EN RÉSUMÉ

- Il faut manger quand on a vraiment faim et arrêter quand on n'a plus faim.
- Avoir faim sans y répondre ne fait pas maigrir, au contraire.
- On peut avoir une fausse impression de faim.
- On peut avoir envie de manger même si on n'a pas faim, pour combler d'autres besoins.
- Pour identifier les fausses faims, il faut porter attention à nos sensations physiques. La fausse faim est intense et subite. La vraie faim va en augmentant et finit par devenir très inconfortable.
- Beaucoup de kilos en trop viennent de cette confusion entre la vraie et la fausse faim.

Pistes de réflexion zen

Sentez-vous votre vraie faim ?
Êtes-vous capable de la reconnaître ?

...

Vous arrive-t-il de manger sans avoir faim ?

...

Remarquez-vous qu'il y a des différences entre les signaux de faim ?

...

Êtes-vous capable d'identifier les émotions ou les états que vous ressentez quand les fausses faims se manifestent ? Fatigue, anxiété, honte, colère, ennui, tristesse...

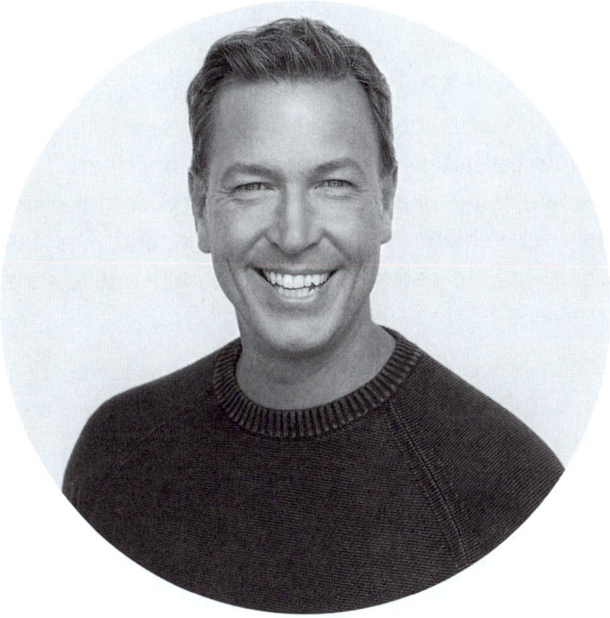

Photo : Jocelyn Michel

RICARDO LARRIVÉE

Ricardo Larrivée vit dans la nourriture. Il en cuisine, il en vend, il en parle, il l'explique, il y pense sans arrêt. Difficile de trouver quelqu'un qui embrasse les aliments avec autant de joie. Zen, Ricardo?

Il dit que oui, mais que c'est une sorte de zen qui fonctionne à vive allure: émissions de télé, magazines en français et en anglais, livres de recettes, boutique et collection d'outils de cuisine, site web... Maintenant un café. En équipe avec sa femme Brigitte Coutu, il a construit un mini-empire à la Martha Stewart. Et comme la gourou américaine, il avoue dormir très peu. Et à travers cette vie en tourbillon, la nourriture, elle, occupe une place centrale qui ne rime jamais avec calories, poids, nutriments et *tutti quanti*, même si Brigitte a suivi une formation de nutritionniste. « Je ne vois juste pas ça comme ça », dit Ricardo, avant de se lancer dans une longue explication sur le rôle essentiellement émotif de la nourriture. « Un gâteau, il ne faut pas que ça soit vu comme une source de calories. Dans le fond, un gâteau, c'est une chose que tes parents ont faite à ta fête année après année, c'est de l'amour. »

Il encourage d'ailleurs les pères à ne pas avoir peur de poursuivre ce genre de tradition, et à plonger dans la farine. « C'est quelque chose à faire tous les ans. Tant pis si le gâteau n'est pas réussi, ça deviendra une anecdote ! Mais surtout, ce sera quelque chose que tu auras fait pour tes enfants. Ça fera partie de ton histoire avec eux. Et c'est ça qui est beau. Le plus mauvais des gâteaux au chocolat deviendra le meilleur des souvenirs. »

Inutile de préciser que Ricardo ne commencera pas à vous sermonner sur les recettes allégées et les vertus du « sans lactose », non plus qu'il vous dira combien de calories il y a dans son glaçage. « Comment ça se fait qu'en quatre ans on est tous soudainement devenus intolérants au gluten ? », lance-t-il avec un petit brin d'exaspération dans la voix. Le sel ? Le sucre ? « Ce n'est pas un problème avec les ingrédients qu'on cuisine, c'est un problème avec les aliments qu'on achète », précise-t-il. « C'est quand même pas avec des légumes grillés que tu saupoudres de sel que tu deviendras gros et en mauvaise santé ! »

Ricardo se fait régulièrement demander comment il fait pour rester mince. À cela, il répond plusieurs choses. « D'abord, c'est pas parce que je suis mince que je suis en santé », lance-t-il, précisant qu'il doit faire attention à son cholestérol. Ensuite, le chef précise qu'il a perdu une dizaine de kilos récemment, à l'approche de la cinquantaine. Comment a-t-il fait ? « Je me demande si j'ai encore faim. Et quand je me pose la question, généralement, c'est non. » Mais il refuse catégoriquement de se priver. « Ce n'est pas vrai que je vais vivre en ayant faim. » Cela dit, il passe ses journées à goûter à des plats, donc à manger. Il n'a pas le choix. Ainsi, parfois, au moment du dîner ou du souper, il n'a déjà plus faim. Jadis impensable, l'idée de sauter un repas est maintenant une option logique pour lui.

Ricardo croit beaucoup à l'écoute des signaux de faim et de satiété. La nature fait bien les choses et voue aux gémonies les gourous des régimes à la Montignac qui ont fait, croit-il, un tort immense à ceux qui y ont cru. En outre, il ne comprend pas l'obsession de la minceur à tout prix, notamment chez les femmes enceintes qui se vantent de n'avoir pris aucun kilo alors que la prise de poids est nécessaire pour elles et le bébé. Il tient aussi à préciser qu'il trouve triste que les femmes n'apprécient souvent pas leur corps, surtout face à la personne qui les a choisies pour partager sa vie.

Cela dit, quand vient le temps de manger, le chef a quand même des exigences : il aime la qualité, toutes catégories confondues. Il raconte en riant qu'il s'est déjà plaint dans un McDo parce que le Big Mac n'était pas conforme à ses souvenirs ! À la maison et dans son travail, il prône l'utilisation de produits frais, mais il est catégorique : il faut que les aliments dont il parle soient facilement accessibles, et que la recette ait rarement plus de sept ingrédients.

Ricardo trouve qu'actuellement les adeptes de la cuisine, qui sont de plus en plus nombreux depuis une dizaine d'années, ont tendance à vouloir en faire trop. « Ne vous prenez pas pour des restaurateurs, dit-il. Créez plutôt des traditions familiales. » La cuisine ne doit pas devenir une prise de tête, mais bien une occasion de rencontre, une source de plaisir. La table doit être un lieu où l'on construit de bons souvenirs. Ricardo propose d'ailleurs un nouveau lexique des phrases destructrices à ne plus dire à nos enfants à table et qui, dans quelques années, devraient devenir inconcevables. La première? « Finis ton assiette sinon tu n'auras pas de dessert! » Il avoue l'avoir déjà dit, mais c'est fini.

Aujourd'hui, sa vision est claire: il croit aux enfants élevés avec « du bon, du savoureux, du trippant », qu'on laisse manger et ne pas manger, sans la moindre culpabilité. « Il faut être cohérent. En 2016, on n'est plus dans la survie. »

En fait, Ricardo ne comprend pas ceux qui se prennent la tête avec leur alimentation. On devrait juste être reconnaissant de l'abondance de nourriture qui nous entoure et ne pas se poser mille questions sur le lactose, le gluten, les calories et compagnie. « N'a-t-on vraiment aucun autre problème à discuter? », demande-t-il. « Au fil d'une conversation, c'est rare qu'on ne parle pas, à un moment ou à un autre, de calories, de santé, de tel ou tel aliment qui fait ou ne fait pas grossir... Ça me désespère. Pour moi, la cuisine, ce n'est que du bonheur. »

4
Chapitre

Le ménage émotionnel

Tout le temps, partout, on nous dit que les problèmes de poids sont liés au manque d'exercice et aux surplus alimentaires. La solution qu'on nous propose pour tout problème de surpoids est donc simple : faisons plus d'activité physique et, en même temps, diminuons notre consommation de calories. Mais si c'est si limpide, pourquoi ça ne marche pas ?

La quasi-totalité de la recherche sur l'obésité s'articule autour de cette prémisse : plus d'exercice, moins de nourriture. On se demande où couper les calories, quel régime amaigrissant fonctionne le mieux, où les calories néfastes se cachent. Trop de consommation de produits transformés ? Omniprésence du sucre dans l'alimentation des pays industrialisés ? On cherche des coupables tout en faisant mousser les vertus de l'exercice physique. On encourage les enfants, la famille. Allez, il faut bouger ! Et pas tant pour le plaisir que pour la santé de la nation...

Mangez moins, bougez plus. Le message est répété, martelé, imposé. Personne ne remet l'affirmation en question. C'est LA vérité. Mais une question reste cruciale et n'est jamais abordée : comment fait-on pour moins manger quand on a envie de manger ? On a pourtant envie de la hurler à tous ceux qui nous servent ce message restrictif, qu'ils soient naturopathes, médecins, nutritionnistes, entraîneurs physiques, kinésiologues ou autres.

Pourtant, cette question-là se pose à toute personne au bord de la crise de nerfs qui s'apprête à plonger dans un sac de chips ou un pot de crème glacée. C'est ce qu'on devrait se demander quand on est assis à table avec sa famille et qu'on ne cesse de piger dans les plats, même si on sait qu'on a assez mangé. C'est celle-là qui devrait nous assaillir quand on arrive à la maison, qu'on est franchement épuisé et déprimé, et qu'on finit par manger n'importe quoi, sans égard aux messages de santé publique claironnés toute la journée. C'est celle-là qui devrait s'imposer quand on monte sur la balance et qu'on a grossi, et qu'on est désemparé, et qu'on ne sait pas où et quand on a trop mangé. Qu'est-ce qui a bien pu se passer et comment peut-on faire pour moins manger ? La vraie question, la question cruciale, c'est cette question-là.

Plonger

Et c'est pour cela que s'impose le plongeon dans l'univers de nos émotions, celles d'hier et d'aujourd'hui, celles de cette minute autant que celles des souvenirs incrustés malgré nous dans notre inconscient. Il faut se demander ce qui peut bien nous amener à trop manger quand, rationnellement, nous voulons l'inverse.

Il y a une raison pour laquelle on n'ose pas faire ce plongeon dans notre moi profond. Qui a envie de grimper au millième étage d'un édifice, le sien, pour se lancer dans le vide ? Qui a envie de se mettre à sangloter parce que quelque chose lui fait de la peine, au lieu de manger une tablette de chocolat au complet ? Qui n'a pas peur de prendre le téléphone pour chercher de l'aide professionnelle au lieu de s'installer devant un film avec la barquette de crème glacée ? Qui n'a jamais hésité à aller voir des amis en quête d'une épaule réconfortante, surtout si la peur de déranger, de prendre trop de place, d'exposer ses difficultés est présente ? Pourtant, ça serait peut-être plus apaisant qu'une grosse poutine...

Trop souvent, on évite l'introspection sous prétexte qu'il s'agit d'un « grattage de bobo ». On regarde ça de haut. On se dit à soi-même et on dit aux autres que c'est inutile, futile, réservé aux égocentriques qui n'ont rien de mieux à faire que de parler d'eux-mêmes. On se dit aussi que cela ne servira qu'à réveiller des souffrances, vieilles ou récentes, sans pour autant changer les choses. Parler de son enfance ? De douleurs anciennes ? De traumatismes récents? On se dit que le passé, c'est le passé, pourquoi y revenir?

Si on a eu une enfance difficile, on a probablement mis au point des tas de stratégies pour oublier, pour s'apaiser, pour ne plus avoir à retourner dans cette douleur. Mais a-t-on le loisir d'ignorer nos blessures passées lorsque les émotions refoulées provoquent des comportements alimentaires qui ajoutent à notre vie des kilos de trop comme une autre sorte de souffrance?

On peut choisir de ne pas plonger dans sa vie, sa tête, son cœur pour essayer de voir quel est ce bagage émotionnel qui nous fait grignoter sans cesse, nous fait manger compulsivement ou tout simplement nous fait manger trop aux repas. C'est un choix. Mais est-il possible d'être zen devant la nourriture si on ne comprend pas les expériences passées qui ont façonné notre personnalité, qui nous hantent et agissent dans le présent par le biais de notre inconscient pour influer sur nos actions bien actuelles? Les éléments du passé, comme le mettent de l'avant certaines cultures autochtones, font aussi partie du présent et du futur puisque ce qui n'est pas oublié, vidé, liquidé fait toujours partie du quotidien, au présent[1]. Qui n'a jamais eu l'impression de redevenir un enfant devant un ancien prof, un événement reproduisant une vieille injustice familiale, un aliment associé à de bons ou de tristes souvenirs?

Il n'y a pas de honte à vouloir comprendre cela. Ce n'est pas faire preuve de narcissisme que de prendre soin de soi. C'est nécessaire pour être zen. Il n'y a rien d'égoïste là-dedans. Et en plus, la bonne nouvelle, c'est qu'on peut passer à autre chose, changer la cassette, déprogrammer le lourd bagage qui nous enquiquine et nous impose ces kilos émotionnels dont on aimerait tant se débarrasser.

Nager

Pour comprendre comment les émotions nous font manger, il faut s'observer à deux niveaux : comment on réagit à des émotions fortes ponctuelles, et comment on agit de façon générale devant la nourriture. Au-delà de la situation du moment (Est-ce que ma colère m'a poussé à me plonger dans le sac de chips ?), il y a plein d'émotions plus profondes, cachées, inconscientes qui peuvent nous faire manger au-delà de nos besoins. Pour que ça puisse cesser, il faut aller explorer tout cela.

Il est évident, cela dit : a) qu'on ne comprend jamais tout de soi ; b) qu'on ne peut pas régler tous ses problèmes à 100 % ; c) qu'il n'est pas nécessaire d'avoir tout compris et tout guéri pour avoir moins de comportements alimentaires contraires à ce que l'on veut et liés aux émotions plutôt qu'à la vraie faim. En fait, commencer à se poser quelques questions, à mettre des mots sur des émotions et à s'observer est souvent le début d'une amélioration.

Pour vraiment être à l'écoute de nos besoins de faim et de satiété, bien des aspects de notre vie doivent être pris en considération, regardés, scrutés. Pour certaines personnes, ce vaste processus devra être entrepris avec de l'aide. On parle ici, notamment, de psychiatres, de psychothérapeutes, de travailleurs sociaux, de coachs, de nutritionnistes et d'autres professionnels qui s'intéressent aux comportements et aux troubles alimentaires. Et tous les professionnels consultés durant l'écriture de cet ouvrage nous l'ont dit : souvent, c'est l'encadrement qui fait la différence entre une démarche efficace et une démarche moins efficace.

Car une fois le plongeon fait, il faut nager, avancer, trouver les moyens d'explorer ces liens entre notre bagage émotionnel et des comportements alimentaires excessifs, ou du moins non zen. Mais il faut aussi regarder la dynamique circulaire entre les deux. Comment le fait de manger renforce-t-il la tristesse, alors que tout ce qu'on souhaite, c'est l'apaiser? Un cauchemar...

L'introspection par soi-même, avec de l'aide en ligne ou des livres, demeure toujours une possibilité, mais c'est un exercice plus difficile. On aimerait vous dire qu'il y a moyen d'être parfaitement autonome dans cette démarche, et on sait qu'aller chercher de l'aide n'est pas gratuit. Mais il faut aussi voir que le bagage émotionnel et les comportements qu'il provoque sont hors de notre portée consciente, comme si tout cela se passait presque entièrement dans notre angle mort. On parle notamment de ces émotions de fond mentionnées plus haut qui nous font prendre, jour après jour, quelques bouchées invisibles de trop pour apaiser l'âme de façon générale. Ces émotions sourdes sont difficiles à percevoir seul; on cherche un peu un bruit de fond constant.

Mot de Guylaine

Selon mon expérience clinique des quinze dernières années, c'est généralement à partir du moment où les gens sont capables de reconnaître leurs émotions profondes qu'ils cessent de les apaiser par la nourriture. Et c'est à partir de cette étape que le poids de ceux qui ont fait des régimes à répétition se met à diminuer. Pour les autres, ceux qui n'ont jamais fait de régime – ou très peu – la perte de kilos superflus par rapport au poids naturel s'amorce dès le début du processus, dès qu'ils se mettent à manger sans se priver, de façon régulière, tout en diminuant ou en éliminant les compulsions.

Il ne faut pas oublier que si le corps a été hypothéqué par des années de perte et de reprise de poids, il cherchera peut-être à protéger mordicus ses réserves. On ne saurait donc trop le répéter : il est crucial de faire un ménage émotionnel le plus tôt possible dans sa vie pour ne pas laisser les régimes marquer son métabolisme et ainsi conserver le plus possible sa capacité à laisser aller les kilos.

Bénéfique de toute façon

Au-delà de la question du poids – et on espère que vous en perdrez si vous voulez revenir à votre poids naturel – prendre le temps de faire le point avec soi ne peut qu'aider. Contrairement aux régimes, qui à long terme ne réussissent qu'à faire gagner du poids, la démarche proposée dans ce livre améliore beaucoup d'autres aspects émotionnels de la vie. Le retour au poids naturel fait partie d'un ensemble zen. Parce qu'on ne le dira jamais assez, quel est le but de la démarche ? Être seulement mince ou surtout être heureux ?

Éliminer les comportements compulsifs face à la nourriture, manger de tout, écouter son corps... Voilà déjà un bon bout de zénitude. Et c'est ainsi qu'à la longue le corps retourne là où il aurait dû être si les émotions et les habitudes non intuitives – les régimes et les privations plus ou moins conscientes – n'étaient pas venues tout bousiller.

Et pendant qu'on nage dans le ménage émotionnel, il ne faut pas oublier que :

- Simplement commencer à se poser des questions sur les raisons émotives qui nous poussent à manger, même sans avoir toutes les réponses, peut interrompre, ralentir ou intercepter un processus de compulsion alimentaire. Pas besoin d'avoir fait une psychanalyse pendant 12 ans.
- Souvent, quand on essaie de mettre le doigt sur ce qui nous dérange profondément, les émotions jaillissent. C'est d'ailleurs pourquoi bien des gens évitent d'explorer tout ça. Mais ce n'est pas parce qu'on commence à pleurer que ça n'arrêtera jamais ! C'est triste, ça fait mal, mais ça peut être drôlement soulageant et libérateur. Et les outils qui vous seront proposés plus tard dans ce chapitre ont comme objectif de vous aider à être moins submergé par les émotions et mieux équipé pour les gérer.
- Il n'y a pas de honte à vivre ses émotions en public, pas même la tristesse ou la colère. En fait, quand on est touché, on montre son humanité, même si les saboteurs internes, ces voix négatives dont on a parlé au chapitre 2, trouvent que c'est inacceptable.

Avoir des émotions contenues et les exprimer, ça peut faire mal sur le coup, surtout si on parle de décennies de refoulement. Mais une fois qu'elles sont exprimées, vidées, avec de l'aide professionnelle ou non, on en est libéré et on peut passer à autre chose sans être hanté par ce bagage émotionnel encombrant qui agit de toute façon dans l'ombre, indépendamment de la ville où l'on habite, de l'emploi que l'on occupe ou de la personne avec qui l'on est.

Aller au bout

Avant de commencer tout ce processus, il est important de se fixer des objectifs clairs, mesurables et honnêtes : Je ne veux plus avoir de compulsions. Je veux reconnaître mes signaux de faim et de satiété et savoir les écouter. Je veux retourner à mon poids naturel.

Si on commence une thérapie ou tout exercice de réconciliation avec la nourriture en se fixant des objectifs généraux, par exemple « je veux me sentir mieux » ou « je ne veux plus me priver », on risque de contourner les questions et d'aller nulle part. Pourquoi ? Parce que la démarche nécessitera une intensité probablement douloureuse qui donnera l'impression, au départ, d'aller en sens inverse de ce qu'on recherche. Et il faut être prêt à affronter le tumulte. Mais surtout, plus les objectifs sont précis, mieux on peut voir une progression. Le travail devient encadré, avec un début et une fin, ce qui rend possible la mesure de l'efficacité. Si on ne peut pas voir comment on avance, on peut se décourager, avoir l'impression qu'on ne s'en sortira jamais. En ayant un objectif clair, on peut aussi voir clairement les gestes qui nous éloignent de notre but au lieu de nous en approcher. Dans ce genre de processus, l'objectif peut être bien loin ; il est donc intéressant de se fixer des buts à court terme pour voir le progrès rapidement.

Abandonner demeure toujours une possibilité, comme choisir de ne pas faire d'exercice introspectif. Mais quel est l'objectif ? Est-ce perdre du poids à court terme et replonger dans le cycle des excès et des privations – avec prise de poids – ou est-ce d'être libre de manger à sa faim à long terme, de ne plus avoir peur des compulsions et de retrouver le poids qui est le nôtre ?

Mot de Guylaine

Il est important que je vous explique pourquoi il est difficile de faire ce travail seul. Combien de fois des gens viennent me voir et me disent à la première rencontre : Je sais exactement ce que je devrais faire. Je manque juste de volonté. Mais l'enjeu est-il vraiment la volonté ? Comment comprendre seul son inconscient ? Peut-on guérir ou travailler sur ce qu'on ne voit pas ? Si vous saviez ce qui vous bloque, ce qui vous tourmente et vous fait trop manger, vous ne seriez pas ici à lire ce livre.

Cela dit, pour aller jusqu'au bout, pour désamorcer les bombes émotionnelles qui vous poussent à manger, vous aurez peut-être besoin d'aide. Je ne peux pas vous fournir une liste de tous les professionnels de confiance de la Francophonie, mais si vous choisissez de consulter un thérapeute, il est important d'aller vers quelqu'un qui comprend le lien entre les émotions et les comportements alimentaires. Il peut aussi parfois être bénéfique de voir des professionnels de différentes disciplines en même temps.

Il y a d'excellents et de mauvais coachs, comme il y a d'excellents et de mauvais thérapeutes. Avec ce que je sais aujourd'hui, je ne peux que vous recommander de magasiner. Les diplômes et les années d'expérience sont des éléments importants, mais ils ne garantissent pas la compétence. Il faut aussi qu'il y ait un bon contact entre vous et la personne que vous choisirez. Il faut en outre poser des questions et demander à cette personne si elle s'est elle-même posé les bonnes questions.

Quelques exemples de bloqueurs inconscients

La bonne nouvelle est que l'introspection vous aidera peut-être à trouver une raison très claire pour laquelle vos meilleurs efforts pour perdre du poids ne marchent jamais, soit: a) ce qui vous fait trop manger; b) ce qui vous fait vous accrocher, malgré vous, à vos kilos.

Peut-être que dans votre inconscient il y a des souvenirs incrustés qui provoquent chez vous des réactions imprévisibles qui vous font trop manger sans même que vous vous en rendiez compte. Par exemple, si la personne que vous aimez vous fait un commentaire ou si vous vous heurtez à une difficulté au travail – rien de grave – votre cerveau émotionnel cherche les références et réagit vivement: c'est l'anxiété, le stress, la quête de nourriture comme apaisement...

Peut-être aussi y a-t-il des sources d'anxiété qui dictent à votre corps de retenir ses kilos pour se protéger. Si votre cerveau inconscient a peur que vous soyez désirable, par exemple si vous avez été agressé sexuellement enfant. Que se passe-t-il dans ce cas? Cette volonté inconsciente se battra contre les efforts conscients de perte de poids. Et c'est l'inconscient qui gagnera.

Parfois, les kilos font notre affaire sans qu'on ose le dire. Ils nous aident à prendre de la place, à nous construire une image qui, encore et toujours inconsciemment, véhicule toutes sortes de messages qu'on veut exprimer. La «mamma», la «tough», la matriarche chez les femmes; chez les hommes, c'est le colosse, le nounours... Comment parler de perte de poids à ce moment-là? Pas en commençant par les vertus du yaourt allégé...

Pour bien des gens, la lutte éternelle contre les kilos en trop est un vaste «acte manqué», expression freudienne pour parler de ces moments où l'on provoque inconsciemment son propre échec... Et ceci n'est pas un jugement, au contraire. C'est un appel à la réflexion : trop de gens extraordinaires ayant un grand potentiel gaspillent une énergie démentielle dans des efforts d'amaigrissement autoprogrammés vers l'échec parce qu'ils ne se posent pas les bonnes questions.

Plus loin dans ce chapitre, nous vous présenterons des outils pour vous aider à désamorcer ces blocages, mais voici tout de suite quelques exemples de « raisons de ne pas maigrir » pour vous aider à comprendre ce dont on parle. Cette liste n'est pas exhaustive, mais elle vous donnera des pistes pour comprendre les échecs de vos tentatives passées de perte de poids. Malgré une volonté du tonnerre, vous ne gagnerez pas la bataille si vous n'affrontez pas ces questions.

Une agression sexuelle

L'agression sexuelle est une blessure émotionnelle gravissime fréquente chez les personnes souffrant de surpoids. Pour plusieurs victimes d'abus sexuels, les kilos sont des protecteurs. Ils permettraient de minimiser le risque d'un autre traumatisme, car elles croient ainsi repousser le regard des agresseurs. En réussissant à guérir le traumatisme de l'agression, on peut déboulonner la fausse certitude que ce sont les personnes minces qui se font agresser sexuellement. Il faut reprendre confiance, comprendre que l'on est outillé pour se protéger.

Un isolement social

Pour certains, les kilos en trop peuvent servir de justificatif inconscient, d'excuse involontaire pour mille évitements: Je n'ai pas d'amoureux parce que je suis trop ronde. Je n'ai pas de promotion parce que les gros ne sont pas encouragés dans mon entreprise. Je ne fais pas partie de la gang de gens cools dans mon quartier parce qu'ils n'apprécient que les minces comme eux... Et si la réponse à tout cela était ailleurs? Et si ces kilos aidaient tout simplement les personnes qui pensent ainsi à ne pas faire face aux vrais enjeux, plus profonds, comme le risque de rejet, la peur de l'intimité, la peur de l'abandon, toutes ces raisons pour ne pas confronter sa propre et réelle peur de l'échec, ou même de la réussite, avec tout ce que cela comporte d'engagements et de responsabilités par la suite?

Une séparation pénible ou un divorce

Les blessures émotionnelles causées par ce qui a été dit pendant une séparation peuvent avoir ouvert des plaies qui n'arrivent pas à se cicatriser et qu'on cherche à apaiser. On peut garder un surpoids pour se protéger d'avoir une nouvelle vie de couple, car le risque de souffrir de nouveau est trop grand.

Un deuil

Quand une personne proche nous quitte, la douleur de l'abandon reste parfois longtemps. La nourriture peut alors devenir un refuge qui semble être la seule façon de remplir le vide laissé par la perte.

La parole blessante indélébile

Quand vous étiez jeune, un oncle, un gardien, un professeur vous a dit LA phrase assassine qui continue aujourd'hui de hanter votre cerveau : Pourquoi es-tu si nul à l'école ? Eille, la grosse ! Arrête de manger si tu veux être belle comme ta sœur ! T'es vraiment poche au hockey, toi !

C'est loin d'être anodin. En fait, il est possible que vous y ayez cru et que vous donniez encore aujourd'hui raison à la personne qui vous a dit cela, ou que vous soyez encore en colère. À la suite de cette phrase assassine, vous êtes peut-être devenu hypersensible à toute allusion à votre apparence ou à votre corps. Vous avez l'impression que tout le monde cherche à vous faire des reproches. D'une manière ou d'une autre, la situation continue aujourd'hui à générer des émotions qui vous font manger.

Un événement négatif à la suite d'une perte de poids

Un événement négatif survenu à la suite d'une perte de poids – un ami qui fait une crise de nerfs et vous traite de tous les noms, une dépression nerveuse, un deuil, une promotion ratée, un contact difficile avec un collègue – peut être suffisant pour vous convaincre inconsciemment que la minceur rend plus vulnérable. Il peut alors être difficile de ne pas revenir au poids de départ. Les peurs sont beaucoup plus efficaces pour nous pousser à agir que la simple volonté de changer.

Une relation difficile avec une figure d'autorité

Quand un parent est difficile, colérique, boudeur, imprévisible, froid, absent, l'enfant ne se sent pas en sécurité en sa présence. Cela l'amène à vivre de l'anxiété, qui peut s'inscrire dans la mémoire inconsciente et s'associer malgré lui à d'autres personnes en position d'autorité. Souvent, c'est ce sentiment d'impuissance, et donc le stress et l'anxiété qui l'accompagnent, que l'on voit associé à une alimentation compulsive. On mange pour se calmer. Il est donc crucial de comprendre d'où viennent ces réflexes inconscients si on veut arrêter de manger trop sans le vouloir.

La culpabilité

Répété aux enfants de génération en génération, le fameux « finis ton assiette » est tellement incrusté dans notre conscient et notre inconscient que bien des adultes n'arrivent pas à se convaincre que, parfois, c'est tout à fait correct de ne pas finir son plat si on n'a plus faim. Défaire cette habitude peut même s'avérer anxiogène chez ceux qui ont l'impression de faire quelque chose de mal. Il faut donc reconditionner son cerveau pour briser le lien entre « laisser des aliments dans son assiette » et « geste moralement inacceptable ». Non, finir son assiette à Québec, Drummondville ou Montréal n'aide pas les enfants affamés en Afrique...

Des souvenirs agréables

Ah ! Les soirées en famille devant la télé et un plat de chips. Ah ! Les feux de camp avec les guimauves grillées et le chocolat fondu. Parfois, la nourriture est tellement associée à de bons souvenirs qu'elle devient partie intégrante de la sensation de bonheur. Pourtant, ce sont des souvenirs, pas la réalité actuelle. Si ces souvenirs vous poussent à manger plus que vos besoins et que, finalement, cela vous rend triste et rempli de culpabilité, est-ce encore du bonheur ? Et n'est-ce pas plus le moment présent que le souvenir qu'il faudrait écouter ? Il est crucial de trouver les sources de bonheur actuelles, présentes, maintenant, aujourd'hui dans votre vie.

Un contexte familial instable

L'instabilité du contexte familial peut créer de grandes insécurités et de l'anxiété chez les enfants qui ont soudainement l'impression qu'ils doivent prendre une partie de la responsabilité de leur vie, alors qu'ils sont trop jeunes pour gérer ce sentiment d'indépendance. Cela peut avoir un impact sur les habitudes alimentaires et pousser aux excès ou à la restriction, parfois extrêmes.

Le cerveau pour les nuls

Avant de parler des outils qui permettent de désamorcer les réflexes émotionnels inconscients qui bousillent, notamment, nos comportements alimentaires, voyons comment s'enregistrent les souvenirs émotionnels dans notre cerveau.

D'abord, quand nous captons une information par les sens – l'ouïe, le toucher, la vue, l'odorat, le goût – cette dernière est dirigée vers une partie du cerveau qu'on appelle « le cerveau reptilien », ou « cerveau émotionnel ». C'est la partie la plus primitive de notre cerveau. C'est aussi le centre de pilotage automatique du corps. À partir du cerveau reptilien, l'information est distribuée dans des lobes plus sophistiqués, où elle est digérée de façon rationnelle.

Pour veiller à la survie de l'espèce, le cerveau s'attarde aux expériences négatives ou menaçantes et les enregistre dans le cerveau reptilien. Il est plus important, pour ne pas mourir, de se rappeler les serpents, les incendies de forêt ou les ennemis de notre tribu – si on se met dans la peau d'un être préhistorique – que de se rappeler le bon moment passé en famille au bord de la rivière à se baigner.

Ainsi, quand des menaces se produisent, c'est le cerveau reptilien qui réagit en lançant un appel à la survie, et cela se passe sans que l'information ne transite par les zones du cerveau où elle serait gérée de façon plus analytique et complexe. Feu = sauve qui peut. Bête sauvage = l'attaquer et la neutraliser avant qu'elle nous attaque.

Mais il n'y a pas que les tsunamis, les tigres ou les boas qui déclenchent ces réactions alarmistes. Il y a aussi tout ce que le cerveau reptilien considère comme une menace. Et c'est là qu'entrent en jeux les mauvais souvenirs d'enfance et d'événements qui nous ont traumatisés d'une façon ou d'une autre et qui ont été enregistrés par le cerveau reptilien de façon trop brute. Les stimuli associés à ces traumatismes (une remarque, une situation évocatrice) peuvent provoquer une réaction de sauve-qui-peut ou de combat de la part du cerveau reptilien. Et comme tout ça a été enregistré, rien ne passe par le cerveau rationnel qui, lui, serait capable de nous calmer en relativisant la « menace ».

Face à la menace, le corps réagit donc. Il sécrète de l'adrénaline (à court terme) et du cortisol (à long terme), le rythme cardiaque augmente, la respiration s'accélère, les pupilles se dilatent, les sourcils se froncent... Si le cerveau rationnel réussit à s'en mêler, à intégrer l'information et à comprendre qu'il n'y a pas péril en la demeure, que non, ce bout de bois n'est pas un serpent et que non, ce chien ne veut pas nous mordre, on peut se détendre et les mécanismes de survie s'estompent. Mais si le souvenir n'a pas été enregistré d'une façon assez sophistiquée pour permettre au cerveau rationnel de faire le tri entre les vraies et les fausses menaces, quand une information sensorielle semblable au souvenir est perçue, la réaction de survie s'impose.

Voici un exemple. Ce ne sont pas tous les cris qui annoncent une menace. Il se peut que ce soient des enfants qui jouent ou des ouvriers dans la rue qui se parlent de loin. Mais il se peut très bien qu'on réagisse fortement à tous les cris, peu importe lesquels, si on a été exposé plusieurs fois à des situations où le cri annonçait un événement négatif. Une des clés de toute thérapie est de permettre la conversion des souvenirs inscrits de façon primitive dans une forme qui soit accessible par la raison et la conscience. Elle désamorce l'impact émotionnel automatique et inconscient des mauvais souvenirs.

Ces chemins que suivent l'information sensorielle et les émotions dans la tête pour arriver à bon port, entre le cerveau reptilien, les lobes, l'hippocampe, l'amygdale et *tutti quanti*, sont de vrais chemins physiologiques, et ils peuvent être changés pour que nous réagissions différemment. Ceci est fort intéressant pour la recherche sur les comportements alimentaires.

Actuellement, le traitement officiel pour les désordres alimentaires – notamment les compulsions – est ce qu'on appelle la thérapie cognitivo-comportementale. Elle consiste à expliquer aux patients comment manger en leur proposant un plan précis. Cette approche a toutefois un taux d'échec de 60 %[2] après un an.

C'est là que la neuropsychologie devient intéressante, car elle peut chercher d'autres solutions à partir des mécanismes physiologiques du cerveau, notamment la relation entre l'inconscient et le rationnel. Et comme l'inconscient joue souvent un rôle dans les comportements alimentaires compulsifs et d'apaisement émotionnel, on est au cœur de ce qui nous préoccupe.

Voici un exemple. Disons que vos parents ont été émotionnellement distants durant votre enfance. Vous avez manqué d'affection et d'écoute. Vous avez donc appris à vous ajuster à ce manque et à survivre sans que ce besoin essentiel ne soit comblé. Tout ça s'est fait inconsciemment. Cette « autonomie » émotionnelle que vous avez bâtie fait donc partie de qui vous êtes, mais cela ne veut pas dire que vous n'auriez pas eu besoin d'appui affectif. Cette blessure pourra faire de vous un adulte qui a la force de se débrouiller seul et qui paraît très solide en surface, mais qui est aussi anxieux et très seul intérieurement. Le tout sans que rien ne paraisse au regard des autres, et même sans que vous en soyez conscient (surtout que si on n'a jamais eu ce type d'appui familial, on ne sait même pas qu'on y avait droit). Mais ce besoin essentiel existe néanmoins, et c'est la nourriture aujourd'hui qui inconsciemment remplit le vide. Mais si personne ne vous aide à faire de l'introspection, à mettre le doigt sur ce manque qui vous pousse à manger, comment le voir? Tout est dans l'angle mort. Souvent, on n'est même pas au courant que ce qui nous est arrivé était inacceptable. Souvent, il faut d'abord l'aide des autres pour le voir, et ensuite pour l'intégrer et admettre qu'on a un manque à combler.

La clé de toute introspection alimentaire sera donc d'identifier ces manques, ces vides, ces sources d'anxiété cachées, ces émotions à calmer autrement que par la nourriture, et de trouver des moyens pour que tout cela ne soit plus uniquement géré par l'inconscient. Et c'est là que s'imposent toutes les approches traditionnelles et plus nouvelles qui cherchent à déconstruire et à refaire les chemins neurologiques entre les mauvais souvenirs et les comportements réflexes.

Des outils

Nos expériences, qui laissent toutes sortes de traces dans notre inconscient, façonnent et construisent notre personnalité, nos réflexes, nos goûts, nos habitudes. Elles laissent des traces parfois fortes et traumatisantes, parfois d'allure banale mais pour lesquelles la répétition a creusé des sillons indélébiles, en plus de toutes sortes de problèmes d'attachement et autres bagages émotionnels qui agissent à la fois sur nos comportements alimentaires et sur notre perception de notre apparence physique.

Il peut aussi bien s'agir d'un parent qui ne répond pas adéquatement aux demandes de l'enfant que d'un viol, de commentaires négatifs, de critiques répétées d'un frère ou d'une sœur. Il peut s'agir de la froideur d'une famille qui n'a jamais répondu aux besoins émotionnels d'un bambin ou d'un ado. Il peut s'agir de violence familiale, verbale ou physique... Bref, il peut s'agir de tout ce qui arrive, de petit et de grand, dans la vie d'une personne qui grandit, qui emmagasine, qui s'ajuste et se protège.

C'est à la fois simple et compliqué, riche et délicat. Le tout se mélange, se répond, se noue... Et c'est ce qu'il faut justement démêler si on veut comprendre d'une part pourquoi nos comportements alimentaires sont en contradiction avec nos objectifs de vie – avoir un poids qui nous convient – et d'autre part comment atteindre la zénitude par rapport à son apparence, que l'on ait 20 ans ou 70 ans.

Pour travailler sur tout ça, il y a évidemment la psychanalyse et la psychothérapie, mais la recherche en neuropsychologie propose de plus en plus de solutions différentes, parfois inusitées, surprenantes, pour travailler sur le volet carrément physique de ce qui se passe dans notre cerveau et notre inconscient. Parce que l'esprit, répétons-le, a la capacité d'influencer le cerveau. On peut donc, avec des exercices, agir sur nos connexions neurologiques et changer ou influencer notre perception de la réalité.

Certains psychothérapeutes croient que ces techniques sont de la foutaise, comme certains croient que la psychanalyse en est aussi, et comme bien des médecins estiment que l'acupuncture est un vaste exercice de placebo et que l'ostéopathie ou la chiropractie ne règle rien. Mais bien d'autres croient le contraire. Libre à vous de vous faire votre propre idée sur l'utilité de ces techniques.

Voici les outils qu'on vous propose :

- la méditation ;
- la pratique de la pleine conscience ;
- l'hypnothérapie ;
- le sport ;
- le yoga ;
- le mouvement oculaire ;
- Le *tapping* (technique de libération émotionnelle).

Sachez toutefois que, dans bien des cas, ces outils sont surtout efficaces si on est aidé, encadré, suivi par un professionnel.

Mot de Marie-Claude

De nature plutôt sceptique, je ne me suis jamais intéressée à la méditation ni aux autres activités du genre, mais une amie psychologue m'a un jour suggéré de lire le livre *Le cerveau de Bouddha*, écrit par Rick Hanson, un chercheur en psychologie de Berkeley. Grand spécialiste de la neuroplasticité, il y explique scientifiquement comment certaines techniques de méditation et de pratique de pleine conscience prônées par le bouddhisme agissent concrètement sur nos connexions neurologiques pour améliorer notre capacité à être heureux. Il y explique notamment qu'il faut se construire une sorte de banque de souvenirs heureux, de moments de bonheur, pour aider le cerveau à y avoir accès aisément et à maintenir facilement cet état général. Je vous recommande la lecture de cet ouvrage « flyé » et fascinant qui montre bien à quel point nous pouvons agir nous-mêmes pour reprogrammer nos pensées.

La méditation

La méditation est une démarche qui nous aide de façon générale à gérer nos émotions autrement que par l'apaisement par la nourriture. C'est un exercice de concentration où on essaie de tourner toute son attention vers ses sensations physiques, sensorielles et mentales. Cette activité de l'esprit est consciente et volontaire. Méditer n'est pas se creuser les méninges pour trouver une solution à tel ou tel problème. C'est un exercice de concentration sur sa simple existence, de connexion avec le corps, de respiration.

Mot de Guylaine

Pour certaines personnes, plonger dans la méditation est difficile : augmentation de la respiration et du rythme cardiaque, sensation d'étouffement, esprit qui roule à toute vitesse. C'est le chaos intérieur. Rapidement, elles se disent que ce n'est pas pour elles. Dommage. Aller à sa propre rencontre nécessite parfois ce passage pour réaliser que l'on vit dans un corps hyperactif, qui ne trouve pas de repos. Comment alors lui donner ce qu'il demande ? Je pratique la méditation depuis plusieurs années comme la majorité des gens qui s'y adonnent, avec des périodes de grandes pratiques et des moments d'arrêt. Chaque fois que je m'y remets plus assidûment, je me demande pourquoi j'ai arrêté. Ce moment que je me donne pour entrer en moi et observer mon monde est un geste d'une profonde reconnaissance envers moi-même et de gratitude envers la vie. En prenant l'habitude de nous offrir une pause avec la technique méditative qui nous convient, on arrive à être dans le silence, dans la lenteur, et à devenir observateur de soi-même.

Il y a plusieurs façons de méditer parce qu'il y a plusieurs façons de se concentrer. Il faut toujours être en plein contact avec soi-même, avec qui on est vraiment, ce soi souvent inconnu, fui, mal aimé, voire pas aimé du tout.

L'idée n'est pas d'anesthésier les émotions, mais plutôt de les regarder et de voir avec détachement comment elles sont ressenties pour arriver à ne pas les associer à la souffrance. La pratique de la méditation permet donc une plus grande tolérance aux émotions négatives, et ce sont elles qui sont en jeu dans les compulsions alimentaires. Le jour où on arrive à ressentir ses émotions sans en avoir peur et sans se laisser emporter par elles, les compulsions disparaissent.

Pratiquer la méditation, c'est un peu comme faire du jogging. Ce n'est pas pour mieux courir au travail ou à l'école des enfants, c'est pour être plus en forme en général. La méditation est un exercice pour apprendre à ressentir ses émotions afin que lorsqu'elles surviennent dans la journée on soit prêt à les ressentir, les vivre, les accueillir simplement sans en avoir peur et sans avoir à les apaiser par la nourriture.

Ancrée dans la tradition bouddhiste, la méditation a toujours eu comme objectif une certaine libération de la souffrance. On peut donc comprendre aisément que la médecine et la psychologie y voient un intérêt. D'ailleurs, de nombreuses études ont démontré l'effet bénéfique de la méditation sur le cerveau. On sait ainsi que la méditation, pratiquée six jours par semaine pendant au moins 20 minutes, diminue le stress, améliore les réactions immunitaires, la tension artérielle et la tolérance à la douleur chez les gens qui sont en bonne santé[3]. Chez les gens souffrant de différents problèmes de santé, elle améliore la qualité de vie et, chez certaines personnes, les études ont démontré une régression de divers symptômes[4]. La méditation et la pleine conscience sont donc des sujets régulièrement abordés dans les congrès internationaux sur les troubles alimentaires.

L'impact positif de la méditation sur la santé est probablement dû à son impact sur le stress, ce dernier étant le point de départ de bien des maladies modernes. Malheureusement, dans la plupart des cas, au lieu de chercher la source du stress, on porte attention à ses conséquences et on ne traite que ces dernières, comme la dépression, l'épuisement professionnel, le diabète, l'hypertension, l'hypercholestérolémie, l'obésité... Et tout cela à grands frais pour la société et pour la personne qui en souffre. Sans parler des résultats très limités en termes de guérison. La pratique de la méditation est gratuite, écologique et nous aide à ressentir les émotions positives. Elle nous aide à savourer le moment présent et à le ressentir dans tout ce qu'il a de mieux. Pourquoi s'en passer?

« Je pratique la méditation trois ou quatre fois par jour pendant à peu près cinq minutes depuis environ un an. J'ai commencé à l'utiliser surtout pour calmer les idées obsédantes qui m'appelaient à faire un régime, et comme j'arrivais à les calmer, je constatais les bienfaits de la méditation. Mais comme je devais le faire de manière formelle, je trouvais ça ardu. Ça me demandait trop d'organisation, même si j'en ressentais les bénéfices. J'ai finalement trouvé le site petitbambou.com qui m'a aidée à recommencer autrement. On y suggère entre autres que dès que je fais une activité routinière, je me concentre sur ma respiration… Je constate que ça m'aide à gérer mon anxiété et à rester dans le moment présent. Le but que je recherche est d'être davantage en contact avec mon corps, moins dissociée de lui. »

Guylaine, 53 ans

La pratique de la pleine conscience

La pleine conscience permet de gérer ses émotions en général, et donc de calmer notamment le stress qui fait grignoter ou crée de fausses faims en sourdine. Mais elle permet aussi de désamorcer des crises de compulsions alimentaires quand elles surviennent.

C'est d'abord une expression pour décrire un état tout simple : celui de la personne qui pose un regard sur elle-même, en profondeur. C'est aussi un concept issu du bouddhisme, vastement étudié par les médecins et les psychologues qui, quelque 8 000 études à l'appui[5], lui ont trouvé de nombreuses vertus pour soulager des symptômes de troubles physiques et psychologiques, et pour réduire notamment le stress, l'anxiété, la dépression et les dépendances[6].

En gros, la pleine conscience est un état d'esprit qui permet d'être totalement ancré dans le moment présent et dans les émotions que l'on vit, mais qui sont souvent cachées par toutes sortes d'autres choses.

Voici un exemple. Je suis à table. Je mange. J'ai faim. Le plat de pâtes est délicieux. Tout le monde est de bonne humeur. Je mange des pâtes dans la joie. Je termine néanmoins le repas avec un sentiment terrible de culpabilité. Je me mets à être de moins bonne humeur. Je rouspète en faisant la vaisselle... Que s'est-il passé ? Et comment la pleine conscience peut-elle m'aider ?

Probablement qu'en plein repas, malgré les apparences de sérénité générale, le saboteur dont on a parlé au chapitre 2 est passé à l'action dans votre cerveau. Il a fini par vous convaincre que c'était une terrible idée de manger des pâtes parce que « ça fait grossir », et sa voix est venue taper sur le clou : C'était à prévoir, tu en as trop mangé, pas capable de t'arrêter quand il faut, c'était bien comme repas, mais tu as tout gâché... Le saboteur n'aime pas relaxer !

C'est ici que la pleine conscience peut riposter avec quelques questions. D'abord, vérifions les faits. Est-ce vrai que tu as trop mangé ? Était-ce beaucoup plus que d'habitude ? Si la réponse est non, objectivement, alors la pleine conscience calmera la culpabilité ponctuelle et remettra les pendules à l'heure. Mais peut-être que la réponse est oui, que vous avez réellement mangé plus que d'habitude. Au lieu de passer tout de suite à l'étape accusatrice, culpabilisante, traditionnelle, la personne maîtrisant la pleine conscience poursuivra le dialogue avec elle-même avec curiosité plutôt qu'en mode accusatoire: Est-ce que quelque chose te dérangeait à table malgré les apparences de bonne humeur générale? Te sentais-tu réellement à l'aise?

Et c'est peut-être là qu'arriveront des réponses inattendues. Malgré l'ambiance joviale, il y avait peut-être des sources de stress, de tristesse, d'inquiétude... Il est possible que le saboteur ait été en train de vous rappeler que vous n'êtes pas parfait et que vos amis ne peuvent pas vous aimer vraiment, ou peut-être que vous ne vous sentiez pas totalement à la hauteur intellectuelle de la conversation, ce que le saboteur vous a énergiquement rappelé...

Poser ces questions n'est ni facile ni confortable. C'est plus facile de les éviter. Mais si on veut être zen et ne plus avoir de comportements compulsifs face à la nourriture, et donc perdre nos kilos inutiles, a-t-on le choix? Le but de la pleine conscience est de plonger dans ces zones d'ombre pour désamorcer leur pouvoir négatif.

« Je pratique la pleine conscience depuis que j'ai commencé à faire des crises de panique à l'âge de 30 ans, des crises assez graves pour aller à l'hôpital en croyant que je mourais. J'ai réglé mes crises de panique avec la pleine conscience, et c'est ce qui me permet encore aujourd'hui de les contrôler. Habituellement, dans ces situations, je me centre sur moi et je prends conscience de mon environnement pour ne pas me réfugier dans ma tête. Dès que je me reconnecte sur la réalité concrète, je me calme. Je me concentre sur la nature, les oiseaux dans les arbres ou mon chien, quelque chose de vivant, pour me ramener au moment présent. Voilà 15 ans que je fais ça et je n'ai jamais refait de crise de panique. J'ai commencé dès le début de mon travail avec Guylaine à mettre cela en pratique dans mon quotidien, quand je mange et quand je vis une émotion forte, par exemple si ma patronne veut me rencontrer et que je sens mon anxiété augmenter. Je me calme aussitôt que je me reconnecte à moi-même. »

Caroline, 44 ans

L'hypnothérapie

L'hypnothérapie est une pratique bien connue et de moins en moins controversée, même si elle ne fait pas partie de l'arsenal officiel de la médecine. Elle peut être utile pour dénouer les réflexes alimentaires compulsifs et les comportements d'apaisement alimentaires plus subtils, mais liés à des sources d'anxiété inconscientes.

Le but de l'hypnothérapie est d'amener le sujet vers un état de transe afin de pouvoir communiquer directement avec son subconscient. On dit que cela aide à se débarrasser tant des phobies que des tics ou des troubles du sommeil, en passant par la faible estime de soi, le tabagisme ou les compulsions alimentaires. Comme on a directement accès au subconscient, on peut lui « demander » de cesser les réflexes nuisibles ancrés dans les expériences négatives passées qui font, par exemple, qu'on mange pour apaiser ou calmer un besoin autre que la faim.

L'hypnose, comme la méditation, cherche à aider le patient à faire abstraction de la réalité environnante et à se concentrer très fortement mais inconsciemment, un peu comme quand on est dans la lune. Par la pratique hypnotique, on décroche l'empreinte (le souvenir inconscient) et on la replace au rang des souvenirs normaux, ceux qui ne provoquent pas d'émotions aiguës, afin qu'elle n'intervienne plus de manière intrusive dans le présent.

On peut faire de l'hypnose avec un thérapeute, qu'il faudra choisir soigneusement. On peut aussi pratiquer l'autohypnose, une approche qui nécessite de l'entraînement et des efforts prolongés, comme la méditation, mais qui ne coûte rien. L'hypnose thérapeutique n'a rien à voir avec l'image qu'on en donne dans la culture populaire. Il n'y a pas de pendule, pas de personnes en transe qui obéissent au doigt et à l'œil à de méchants personnages…

À noter cependant : l'hypnose n'est pas efficace chez tout le monde. Souvent, lorsqu'on propose cette technique pour arrêter de fumer ou pour perdre du poids, on la présente comme une façon de se conditionner à ne pas faire un geste. Ne pas manger de bonbons, ne pas prendre une cigarette. Or, que veut-on ? Trouver un moyen inconscient de s'interdire les bonbons ou comprendre pourquoi tel ou tel stress nous fait manger des bonbons, et ainsi désamorcer ce lien ? Comme on l'a dit maintes fois, on ne devrait pas chercher à s'empêcher de manger. Ce n'est pas la solution. Ce qu'il faut, c'est plutôt chercher à déconstruire le lien d'apaisement émotionnel entre la nourriture et le stress, puis construire d'autres liens plus appropriés. Si la nourriture comble un besoin autre que la faim, il ne faut pas essayer de bloquer ce processus. Il faut reconnaître la demande légitime du corps ou de l'esprit et voir comment elle peut être dirigée et comblée différemment.

Le sport

Vous aurez peut-être l'impression qu'on conseille le sport pour brûler des calories ou encore pour gérer le stress et donc diminuer les compulsions alimentaires. Mais les bienfaits du sport ne sont pas nécessairement là où vous le pensez.

D'abord, il est clairement démontré que l'activité cardiovasculaire aide la gestion du stress, et on ne peut pas nier que le sentiment de bien-être physique et mental après avoir bien couru ou bien nagé ou bien joué au tennis, peu importe, semble nécessairement faire partie de l'équation pour atteindre la zénitude et se débarrasser de kilos émotionnels. Plus précisément, le sport réduit l'anxiété et améliore l'humeur : c'est tout bon. Et il est bon pour la santé du coeur, des os, des muscles, est-ce nécessaire de le préciser ?

Il est toutefois important de se rappeler que le sport doit d'abord et avant tout être vu comme une activité agréable, aussi bien pendant qu'on le pratique qu'après. Il faut trouver un sport qui nous convient, qu'on a vraiment plaisir à pratiquer. Certains pourront choisir un sport plus solitaire (course) ou en groupe (volleyball), plus vigoureux (karaté) ou plus calme (tai-chi). Il est important de prendre le temps de se demander ce qu'on aime pour choisir un sport qu'on pourra pratiquer, de façon réaliste, à long terme.

Ensuite, il faut savoir que si le sport utilise effectivement plus d'énergie que la sédentarité, la personne qui écoute ses signaux de faim et de satiété ajustera son appétit en fonction de ses efforts. Autre élément important : si, tant pour la gestion des calories que du stress, le sport est loin d'être mauvais, il ne faut pas qu'il soit vu comme une béquille pour effacer les effets d'un excès alimentaire ou pour faire disparaître un stress dont la source demeure nébuleuse.

La zénitude doit être atteinte indépendamment du sport.

En terminant, il est vrai que le sport est une bonne façon de redécouvrir ses qualités sous d'autres angles, de vivre en harmonie avec son corps, d'en prendre soin, de s'exprimer, de s'extérioriser, d'aller chercher des satisfactions qui nous manquent ailleurs, de vivre une vie où l'on peut se réaliser en marge du travail, de la famille, des amis. Et en plus, dans le cas des sports qui demandent un vaste effort cardiovasculaire, on profite en guise de bonus des vertus euphorisantes des endorphines.

Le yoga

Comme le sport, le yoga aide à découvrir les aspects bénéfiques de la vie physique, pas juste intellectuelle, et à apprivoiser son corps. En plus, il aide à trouver de nouveaux mécanismes d'apaisement de l'anxiété et du stress pouvant causer des comportements alimentaires excessifs.

Le yoga est une activité physique bien différente de celles qu'on met généralement de l'avant quand on parle de perte de kilos, soit celles qui font augmenter notre rythme cardiovasculaire, et donc notre consommation de calories, comme la course, le vélo ou la natation, pour ne nommer que celles-là. Le yoga possède des vertus physiques et mentales. Il aide à calmer l'esprit, à nous rendre zen. Ses avantages sont nombreux. On aime.

Hyper populaire depuis une vingtaine d'années – mais il l'était aussi à la fin des années 1960, auprès des hippies – le yoga est une activité physique et psychologique qui rejoint la méditation. On le pratique pour se détendre, se concentrer, se renforcer, se sentir mieux physiquement et mentalement.

Quand on n'a jamais fait de yoga, on se demande où sont les bienfaits de mettre ses mains ensemble comme les statues indiennes ou de prendre la position du cobra ou du chien qui s'étire, la tête en bas, mais dès qu'on commence à suivre un cours et qu'on écoute les instructions sur les positions, qu'on se met à bouger comme le professeur le demande, on se sent différemment.

Certains n'aiment pas le caractère spirituel du yoga. Les chants, l'ohm, les références religieuses... Mais chacun peut en faire ce qu'il veut. C'est d'abord et avant tout une porte d'accès à la détente et il est résolument utile pour la gestion du stress, pour évacuer le trop-plein de tensions.

Le yoga est particulièrement intéressant pour les personnes qui souffrent de compulsions alimentaires plus ou moins aiguës, plus ou moins conscientes – le fameux mal intérieur, en sourdine, qu'on cherche inconsciemment à combler – parce qu'il a comme particularité, comme tous les autres outils présentés dans ce livre, de mettre en lien la tête et le corps. La détente du corps amène la détente de l'esprit et vice versa. Même chose pour la robustesse qu'on construit à force de faire certains mouvements.

Le yoga, par définition, doit se pratiquer dans le respect des limites et des capacités du corps. Il n'y a pas de personnes bonnes ou mauvaises en yoga. C'est une pratique pour tous, qui a un effet apaisant sur l'esprit. Et tout le monde peut faire du yoga. On n'a pas à avoir un corps comme ci ou comme ça. Si le centre où vous l'avez essayé vous donne l'impression que vous n'êtes pas à votre place, allez ailleurs. C'est contre-productif. Il ne faut pas que le yoga apporte l'élément parfois stresseur des sports de groupe où les personnes moins bien dans leur peau finissent par se comparer aux autres et se dévaloriser.

Mot de Guylaine

Yoga-rondeurs.net est un collectif qui offre différents types de cours : yoga rondeurs dynamiques, yoga rondeurs chaise/debout (pour les personnes qui ont de la difficulté à aller au sol), yoga rondeurs méditatives… Les cours peuvent être suivis en grands groupes, en petits groupes ou individuellement .

Il est plus facile de se laisser aller quand l'environnement nous appuie moralement et quand on sait que le corps ne sera pas jugé. Vous vous rappelez le saboteur dont on a parlé au chapitre 2 ? Souvent, il nous dit qu'on n'est pas à notre place. Comme les objectifs du yoga sont la détente, l'introspection et la conscience du moment présent, le saboteur devrait être mis en veilleuse.

La flexibilité n'est pas un préalable pour le yoga rondeurs, mais elle deviendra plutôt un des bienfaits de sa pratique. Le kit de vêtements parfaits n'est pas non plus un préalable… Dans ma pratique, j'entends souvent des préoccupations autour de ces questions, et c'est pour cela que je vous en parle.

Souvent, au yoga, on insiste sur la respiration, et certains trouvent cela fastidieux. Pourtant, il y a bien des avantages à avoir une respiration fluide et profonde. Quand on est stressé, la respiration abdominale permet la distension du diaphragme, qui stimule le nerf vague et désamorce ainsi le système nerveux responsable de la réaction de stress de fuite ou d'attaque.

Les émotions sont en effet étroitement liées à la respiration, et une respiration profonde et calme apaise rapidement les fluctuations de l'esprit tout en désamorçant les réactions vives typiques de l'anxiété ou du stress, qui sont souvent à la base des compulsions alimentaires. En outre, dira votre ostéopathe, respirer par le ventre aide la digestion...

Le yoga a vraiment beaucoup de vertus. En plus de tout le reste, il permet de simplement relaxer[7], et certaines études parlent même d'effets bénéfiques pour la santé des cellules[8]... Bref, il est fort utile quand on veut s'apaiser l'esprit, se calmer autrement qu'en tombant dans un pot de Nutella.

D'ailleurs, en terminant, on constate que le yoga est de plus en plus souvent intégré aux activités organisées dans les centres de traitement des troubles alimentaires. Les mouvements de faible intensité permettent d'aider les patients à sentir leur corps, à l'habiter consciemment. C'est une activité qui n'est pas attachée à des notions de performance, mais bien de présence.

« Je fais du yoga depuis un an. Avant, j'étais tout le temps dans ma tête, même en faisant d'autres sports. Je n'écoutais pas les signaux que mon corps m'envoyait pour me dire que je le poussais trop loin. Avec la pratique du yoga, je suis plus capable de respecter mes limites et d'y aller en douceur. Ça me fait un bien fou chaque fois, et j'en ressors très détendue. C'est un moment où tout ce qui me stresse et me préoccupe disparaît, et il n'y a que moi et mon corps qui connectons, ici et maintenant. »

Catherine, 33 ans

Le mouvement oculaire

L'intégration par les mouvements oculaires (IMO), souvent appelée par son acronyme anglophone EMDR pour *eye movement desensitization and reprocessing*, est une approche thérapeutique basée sur la stimulation sensorielle bilatérale, donc des deux hémisphères du cerveau. Son objectif est d'aider ceux qui souffrent des conséquences d'un traumatisme ou de séries de souvenirs traumatiques à accéder à de l'information « mal » enregistrée par le cerveau. En gros, on cherche à rebrancher au conscient ces traumatismes inscrits dans l'inconscient pour que la raison puisse mieux les interpréter et les détacher de leur charge émotionnelle néfaste. On déconnecte ainsi les réflexes inconscients[9] qui peuvent nous pousser vers des comportements alimentaires excessifs.

Au départ, quand la technique a été inventée en Californie, on faisait cette stimulation par la vue, en amenant un patient à regarder plus ou moins rapidement très à gauche et très à droite, mais maintenant, on fait aussi appel à l'ouïe et au toucher.

Cette technique est cautionnée par l'Ordre des psychologues du Québec et doit être pratiquée par un psychologue qui a suivi une formation spéciale. L'approche est cependant encore expérimentale, son efficacité n'ayant pas été démontrée ni même expliquée scientifiquement. L'IMO a été popularisée dans le monde francophone par le neuropsychiatre français David Servan-Schreiber, qui a toujours insisté sur son efficacité et son innocuité, ce qui en rend selon lui la pratique intéressante et acceptable bien que ses bienfaits n'aient pas encore été scientifiquement démontrés.

Le tapping

La technique de libération émotionnelle (emotional freedom technique ou EFT) a été développée par Roger Callahan, psychologue cognitiviste et hypnothérapeute américain spécialisé dans les phobies. C'est une approche qui a souvent été prônée pour aider les vétérans victimes du syndrome de choc post-traumatique. Il s'agit d'une façon plutôt surprenante de s'aider, notamment lors d'une crise de compulsion alimentaire. Cette technique consiste à se parler à soi-même avec des messages très précis en lien avec la crise anxieuse qu'on essaie de désamorcer, tout en se tapotant le haut du corps, surtout le visage. Là encore, les effets n'ont pas encore été démontrés scientifiquement. Toutefois, nous avons choisi d'en parler, car Guylaine l'utilise depuis quelques années avec ses clients.

Mot de Guylaine

Si on m'avait parlé de *tapping* il y a 10 ans, j'aurais probablement été la première à trouver cela fort étrange. C'est une approche que certains peuvent trouver bizarre, et peut-être qu'un sentiment de gêne empêchera plus d'un de s'y lancer.

Cette technique a été présentée en 2012 dans un des principaux congrès américains sur les troubles du comportement alimentaire, la Renfrew Center Foundation Conference, à Philadelphie. Le centre Renfrew est un chef de file dans le traitement des troubles alimentaires aux États-Unis, et son congrès annuel permet aux chercheurs de présenter aux cliniciens l'état de la science dans le domaine.

Comme je n'étais pas satisfaite des moyens que je connaissais pour aider les personnes aux prises avec des compulsions alimentaires, j'ai choisi d'essayer cette approche quelque peu excentrique. Et j'ai été la première surprise – et ravie – de constater que cela pouvait vraiment aider les personnes aux prises avec des rages de nourriture, en plus de contribuer à dénouer rapidement d'autres blocages. Je l'ai donc intégrée à ma pratique. Je comprends que même si les recherches scientifiques ne confirment pas encore son efficacité et que tout cela demeure expérimental, dans ma pratique, c'est un outil efficace pour diminuer les compulsions alimentaires et donc aider les gens à perdre leurs kilos émotionnels.

Est-ce que c'est vraiment le fait de tapoter à un endroit précis qui fait la différence? Rien ne le prouve, sauf que je crois que le fait de garder le contact avec le corps permet d'éviter que la discussion avec soi-même au moment de faire un geste (dans le cas qui nous occupe, manger) soit uniquement cérébrale. C'est ma théorie, mais rien n'a été démontré, donc on avance à tâtons.

Malheureusement, la science progresse lentement. Par exemple, l'hyperphagie, ce trouble dont souffrent ceux qui mangent excessivement – sans se purger comme les victimes de boulimie – vient tout juste d'entrer officiellement, et non pas sans une importante opposition, dans le DSM 5, le répertoire médical officiel américain de toutes les maladies mentales. En attendant que les scientifiques aient étudié et compris plus avant ces types de troubles alimentaires – compulsions, boulimie, hyperphagie – je ne veux pas rester les bras croisés. Il y a tellement peu de moyens pour aider les gens aux prises avec des compulsions alimentaires. L'approche cognitivo-comportementale, celle qui est officiellement acceptée par la science, a un taux d'échec de 60 %...

Comme le célèbre neuropsychiatre David Servan-Schreiber le disait au sujet d'autres approches alternatives non invasives, pourquoi ne pas essayer ? Cependant, pour aider à faire avancer la science, je travaille avec Annie Aimé, chercheuse en psychologie à l'Université du Québec en Outaouais, pour évaluer de manière scientifique mon programme d'un an, qui inclut le *tapping*.

Il s'agit donc, en gros, de tapoter certains points du corps avec ses doigts tout en parlant, et la combinaison du tapotement et de la parole permet de calmer le système nerveux.

Si on la pratique par soi-même, cette technique ne coûte rien et ne nécessite aucun achat ni aucun médicament. Et on ne court pas grand risque de se déplacer une vertèbre. La seule contre-indication est que ce ne serait pas recommandé pour les personnes qui souffrent de maladies mentales sévères (schizophrénie, personnalités multiples, etc.).

L'avantage du *tapping* est qu'on peut l'utiliser facilement quand un événement provoque des émotions soudaines. Le simple fait de respirer et de taper diminue alors l'intensité émotionnelle. Souvent, on bloque les émotions parce qu'on a peur d'être submergé. Le simple tapotement permet d'évacuer rapidement les émotions au moment même où elles surviennent. On peut aussi y avoir recours pour évoquer des souvenirs qui sont restés accrochés profondément dans l'inconscient.

« J'ai découvert le *tapping* il y a six mois. Je venais alors de déménager. J'étais anxieuse dans mon rôle de mère de deux bébés rapprochés et je mangeais alors mes émotions, me sentant extrêmement coupable et démunie. J'ai fait appel à ma cousine qui est nutritionniste pour qu'elle me propose un régime. Comme elle connaît mon passé d'anorexique et mon histoire de yoyo avec mon poids, elle m'a suggéré de regarder les capsules en ligne de Muula. J'y ai découvert la compassion envers moi-même et le *tapping*. Je me donne maintenant le droit de vivre mes émotions, j'ai arrêté de les refouler. Je pratique le *tapping* tous les jours et, chaque fois, je ressens un apaisement, une pleine conscience des émotions, positives ou négatives, qui circulent en moi. Mes épisodes de perte de contrôle avec la nourriture ont énormément diminué, car je n'ai plus besoin "d'enterrer" ma colère et ma tristesse avec de la nourriture. Je m'accepte telle que je suis. J'ai arrêté de me taper sur la tête, et j'aspire à retrouver mon essence, la personne que j'ai enfouie derrière les responsabilités et les besoins inassouvis. »

Marianne, 34 ans

EN RÉSUMÉ

- Pour comprendre pourquoi on mange trop, il faut comprendre ce qui nous stresse, nous rend anxieux, nous fâche, nous peine...
- Souvent, les réactions émotives sont déclenchées par des mécanismes inconscients. On mange donc pour calmer des émotions qu'on n'a pas vues clairement arriver.
- Parfois, les émotions qui nous font manger sont des réflexes issus de notre inconscient devant une source de stress précise. Parfois, c'est pour apaiser un état constant.
- Il existe des outils simples, accessibles, pour s'aider quand on est face à des situations de crise émotionnelle qui font manger et même outre-manger.
- Parfois, pour régler ces questions et aller rencontrer au fond de notre cœur ce qui nous fait trop manger, il faut voir un psychothérapeute ou un coach, avoir de l'aide professionnelle.
- Parfois, enfin, il faut que ça aille mal avant que ça aille mieux, comme quand on fait un gros ménage.

Pistes de réflexion zen

Quand mangez-vous trop?

...

Sentez-vous que vous mangez sans avoir vraiment faim, mais pour apaiser autre chose?

...

Comment vous sentez-vous avant de vous diriger vers le frigo pour apaiser autre chose que la faim?

...

Qu'est-ce que vous essayez de calmer, d'apaiser, de remplir en mangeant?

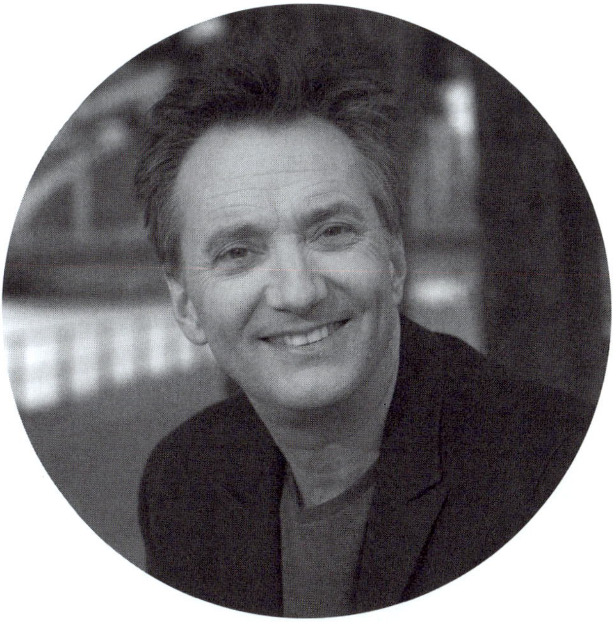

Photo : André Pichette / La Presse

FRANCIS REDDY

Le plaisir, la liberté et les états méditatifs du quotidien

Mis à part quelques rages passagères de sirop d'érable qu'il dévore à la cuillère à soupe et auxquelles il succombe de temps en temps, Francis Reddy estime avoir des habitudes alimentaires plutôt zen.

L'animateur et comédien, père de deux grands enfants dans la vingtaine et qui fut propriétaire d'un restaurant, explique cette approche douce de la nourriture par une enfance sans exigences. « Les traditionnels "finis ton assiette", "ne te lève pas de table avant d'avoir tout mangé" qu'on entend dans tant de familles, ça n'existait pas chez nous», raconte-t-il. «Ma mère avait un petit appétit», ajoute l'animateur, précisant qu'elle comprenait peut-être mieux que quiconque l'horreur d'être obligé de manger au-delà de la satiété. «Je ne sais pas exactement pourquoi c'était comme ça, mais ça l'était. T'as plus faim, t'as plus faim. Quand on s'oblige à finir son assiette, on brise cette écoute vraiment cruciale qui nous indique combien manger.»

Francis a 58 ans et adore manger. Il a animé pendant des années la quotidienne culinaire de Radio-Canada *Des kiwis et des hommes.* Jusqu'à récemment, il animait une émission quotidienne d'actualité alimentaire à la radio de la SRC et s'apprêtait, au moment de notre rencontre, à lancer deux autres émissions alimentaires, une à la télé et une autre à la radio. Il a ouvert un restaurant avec le chef Jérome Ferrer il y a quelques années, établissement dont il a dû se retirer pour travailler à la société d'État, mais il est demeuré proche du chef. «Il suit tout ce qui se passe au Québec. On peut discuter avec lui pendant de longues minutes d'à peu près tout en gastronomie, que ce soit le vin ontarien bio ou les vertus de tel ou tel yaourt artisanal nouvellement arrivé sur le marché, parce qu'il a déjà tout essayé.»

Mais à travers tout cela, Francis n'a jamais pris un gramme. «Je suis chanceux, dit-il. Les problèmes de poids, ça ne fait pas partie de ma vie.» Chez lui, quand il était enfant, les portions étaient petites, et tout le monde mangeait trois fois par jour à la maison, jamais au resto ou à la cantine. «Le midi, on s'assoyait et c'était ça.» Personne n'avait faim en sortant de table, mais l'abondance et la surabondance ne faisaient pas partie du portrait. « On mangeait toujours suffisamment, mais il n'y avait jamais d'excès. »

Il se rappelle avec horreur une visite chez un ami dont les parents l'avaient obligé à finir un sandwich à la viande fumée alors qu'il n'avait plus faim. La viande lui tournait dans la bouche. Il avait de la difficulté à déglutir et une vague nausée. L'expérience l'a convaincu que la meilleure option était celle des siens, et qu'il ferait toujours la même chose avec ses propres enfants. « Et c'est ce qu'on a fait. Parfois, on a insisté pour qu'au moins ils goûtent aux légumes. Mais c'est tout. »

Francis ne va jamais au gym, mais il bouge beaucoup. « Je suis très actif. » Son régime de vie ? Il n'en a pas. « Pour moi, le plaisir et la liberté sont importants. Peut-être que je devrais me taire ; je suis né avec un *frame* de chat. D'ailleurs, mes jambes ne sont que des os. Et sais-tu quoi ? Je m'en fous ! Les jambes musclées, c'est admirable chez les autres, mais moi, je m'en fous ! Et c'est quoi cette histoire de poids santé ? Est-ce l'inverse du poids malade ? Voyons donc ! »

Francis aimerait voir plus de gens lâcher prise face à leur apparence et à leur alimentation. « Il ne faut pas que le moment de manger soit un moment de souffrance et de culpabilité. C'est un moment magique... C'est le deuxième geste qu'on pose le plus souvent après dormir ! » Même s'il n'a jamais eu à perdre de poids, Francis s'est assez intéressé à cette question pour savoir ce que les études disent : les régimes amaigrissants, à long terme, sont inefficaces à 95 %. « Les régimes, c'est évident que ça ne donne rien. Je comprends le rêve de tous ces gens qui cherchent "une solution qui va enfin marcher". Mais pourquoi se mettre une telle pression ? À la place, pourquoi ne pas embrasser le moment présent ? »

Fait-il du yoga ? De la méditation ? Pratique-t-il la pleine conscience ? Même pas. « Moi, je suis le genre à aller à la plage, à regarder l'eau et à être hypnotisé par les vagues. Ça me calme énormément. Je suis très bon pour vivre le moment présent. Peut-être que c'est un défaut, mais je plonge totalement dans des états méditatifs. Et je sens que c'est réparateur. » Alors non seulement la nourriture ne le stresse-t-elle pas, mais il embrasse la cuisine comme un moment de relaxation. Quand il était enfant, dit-il, son père cuisinait. « Et c'était son bonheur. Ses moments méditatifs à lui, c'était en coupant des légumes, en préparant les ingrédients, en cuisinant. On devrait tous avoir nos moments méditatifs pendant la journée. Je crois beaucoup à la méditation dans notre quotidien. »

5
Chapitre

Le plan de match

Après avoir lu tout notre blabla sur les concepts, quand même cruciaux, qui sous-tendent ce livre – lâcher les régimes, arrêter de manger pour les mauvaises raisons, commencer à manger librement et prendre conscience des kilos d'émotions mal gérées – vous êtes probablement prêt pour quelques conseils pratico-pratiques. Voici un plan pour mettre en œuvre ces concepts au quotidien.

Ce plan s'adresse à tout le monde et il est facile à suivre, indépendamment du nombre de kilos que vous avez à perdre et quelle que soit votre histoire, que vous ayez fait trente-six mille régimes ou pas. Le chapitre 6 présente de l'information supplémentaire pour ceux qui ont des défis particuliers à relever.

Ce programme est extrêmement souple et se déroule par blocs de deux semaines. Chaque bloc contient de véritables exercices pour aiguiller votre démarche. Il sera question de petits-déjeuners, de dîners et de soupers, mais si vous avez un horaire atypique, dites-vous qu'il s'agit du « premier repas de la journée », du « deuxième repas de la journée », et ainsi de suite.

Tout va très vite dans la société actuelle, et on cherche tous des solutions miracles pour tout. Mais on ne vous mentira pas : si certaines personnes réussiront à perdre du poids assez rapidement avec cette méthode, d'autres pourraient avoir à attendre pas mal plus longtemps. En fait, l'idée n'est pas de maigrir, mais bien d'apprendre à devenir un mangeur intuitif, et c'est seulement quand on est un mangeur intuitif que les kilos de trop partent d'eux-mêmes. La nuance est importante. L'idée est donc d'apprendre à trouver ce point d'équilibre et d'être capable de manger « juste assez ».

S'il était facile d'effacer les traces laissées dans sa tête par des années de régimes ou toute une enfance de « finis ton assiette sinon tu n'auras pas de dessert, c'est pas vrai que tu n'as plus faim », il y a longtemps que tout le monde aurait adopté cette approche du bon sens et que la population serait revenue à son poids naturel. Mais retrouver le mangeur intuitif en soi – même si, enfants, on l'était tous – demande de l'attention et des efforts.

Une fois bien assimilée, cette approche est très flexible et reste pour toute la vie. En fait, c'est la liberté. Un soir, on fête et on mange plus qu'à l'habitude? Le lendemain, on mange moins. Pas pour se racheter, mais parce qu'on a tout simplement moins faim. Les kilos ne s'empilent donc pas et le corps a une marge de manœuvre avec laquelle il peut jouer. Mais en premier lieu, il vous faut trouver ses repères et apprendre à reconnaître les messages qu'il envoie.

Que faut-il? De la persévérance, de la répétition, de la patience, des essais, des erreurs et de nouveau de l'effort...

Mot de Guylaine

Ceci n'est pas un régime miracle. Je vous propose de réapprendre à manger. Ça ne se fait pas du jour au lendemain, mais je tiens à dire que je comprends votre désir de perdre du poids et je veux vous donner tous les outils possibles pour vous aider à retrouver votre poids naturel. Il est normal que vous vous demandiez ce que vous pouvez espérer. En fait, le rythme de la perte de poids est vraiment impossible à prédire. Elle dépend de votre histoire et de l'état de votre métabolisme, d'à quel point il a été hypothéqué par les régimes à répétition. Elle dépend aussi de vos craintes face aux aliments, de votre peur d'avoir faim, de votre capacité à reconnaître vos signaux. C'est une expérience très personnelle. Lisez bien les témoignages et sachez que si vous avez du poids en trop, votre corps n'a pas intérêt à le garder. S'il s'y accroche, c'est qu'il craint la famine-régime, et c'est ça qu'il faut absolument désamorcer. En fait, c'est comme s'il fallait appuyer sur un bouton *reset* pour votre métabolisme. Chez certaines personnes, c'est très rapide; chez d'autres, c'est plus lent.

Avant de commencer

Il y a un premier geste très important à poser : cesser de se peser. C'est un exercice qui fait partie de notre quotidien tellement il est banal, mais il n'est pas sans conséquence. Une lecture de poids matinale quotidienne fait dévier les comportements en fournissant de l'information qui n'est pas pertinente.

Les variations de poids quotidiennes, qu'elles soient à la hausse ou à la baisse, ne sont pas un indicateur valable dans le cadre d'un processus de perte de poids à long terme. Consciemment ou inconsciemment, une hausse du poids, même minime, peut mener à des restrictions non justifiées ou à une déprime qui n'a pas de raison d'être. Une perte de poids, en revanche, peut inconsciemment provoquer un relâchement de la vigilance par rapport aux signaux de satiété. Et c'est sans parler des pèse-personnes défectueux ou imprécis qui envoient des messages totalement erronés...

Le geste est banal, mais si on s'y arrête, que veut-il dire ? On pèse les aliments qu'on achète, car ils ont un prix au kilo, mais nous, pourquoi on se pèse, nous ? Notre valeur n'est pourtant pas dépendante de notre poids, et c'est important d'intégrer cette idée dans tous nos comportements, incluant l'absence de pesée matinale ou à tout autre heure du jour.

La vraie question est pourquoi j'ai cette envie de me peser ? Qu'est-ce que je souhaite que cela me procure ? Une diminution de mon anxiété ? Mais qu'est-ce qui me rend réellement anxieux ?

Enfin, il est important de suivre le programme tel quel, en respectant les étapes de deux semaines et en ne cherchant pas à accélérer indûment le processus. Il est cependant possible de prolonger les blocs pour s'assurer de bien en avoir atteint l'objectif, car cela est essentiel pour passer efficacement à l'étape suivante.

LE PLAN

SEMAINES 1 ET 2

Fini la famine!

Ces deux premières semaines sont cruciales. L'objectif: arrêter la famine. Il faut lancer au corps un message clair: Tu n'as pas à craindre de manquer de nourriture. C'est la seule étape rigide du processus.

1. Petit-déjeuner

Mangez assez rapidement après le réveil, pas plus d'une heure après le lever.

Au début du processus, il se peut que vous n'ayez pas faim en vous levant, peut-être parce que vous aurez beaucoup mangé la veille, par habitude ou simplement parce que le signal de faim est trop subtil. Mais l'apport alimentaire matinal active le corps. C'est ce qu'on veut!

Quoi manger? La même chose que d'habitude. Du pain, des céréales, du yaourt, des smoothies, etc. Il est important qu'il y ait des protéines: œufs, fromage, lait, noix... Pour ceux qui ont une longue liste d'aliments interdits qu'ils rêvent de pouvoir manger en liberté, sans culpabilité, ce n'est pas encore le temps de commencer à en manger. On les réintégrera plus tard en leur portant une attention toute particulière.

Durant les deux premières semaines, on le répète, le but de l'exercice est de nourrir le métabolisme. Même ceux qui ont l'habitude de sauter le petit-déjeuner doivent donc se remettre à manger.

NOTE

Si vous avez pris l'habitude de sauter le petit-déjeuner parce que vous avez l'impression que ce repas vous ouvre l'appétit et vous donne faim toute la matinée : il est temps de vous réconcilier avec ce repas, car votre mauvaise habitude vous fait probablement prendre du poids !

Sauter le petit-déjeuner met votre métabolisme en mode famine. Votre corps fonctionne donc au ralenti, il brûle le moins de calories possible, et vous allez conséquemment à l'inverse du but recherché. En mangeant, vous envoyez plutôt à votre corps le signal qu'il peut se mettre à fonctionner normalement, donc recommencer à brûler de l'énergie.

2. Première collation

Au milieu de la matinée, environ trois heures après le petit-déjeuner, c'est l'heure de la collation. Ce petit repas doit vous permettre de fonctionner jusqu'à midi et être nutritif.

Comment choisir cette collation ? D'abord, favorisez des aliments que vous aimez. Ensuite, privilégiez des aliments qui vont vous soutenir pendant quelques heures. Les fameuses crudités si souvent recommandées dans les régimes, les galettes de riz ou un simple fruit ne sont pas suffisants. Privilégiez des aliments comme les noix, une tartine au beurre d'arachides, du pain avec du fromage... Et pourquoi pas une petite salade bocconcini-tomates ou quelques tranches de jambon ? Pensez à la fois aux protéines et aux glucides. Évidemment, certains privilégieront le bon vieux yaourt, mais c'est le temps de redécouvrir le yaourt au lait complet. Oubliez les yaourts 0 % de matières grasses ; en plus d'être moins savoureux, ils ne sont pas assez nutritifs.

En début de processus, les collations sont obligatoires. L'objectif est de garder le corps en mode dépense d'énergie et d'éviter à tout prix d'arriver affamé au dîner. S'il faut inscrire « prendre une collation » dans votre agenda, avec une alarme pour ne pas l'oublier, faites-le !

Mot de Guylaine

Les gens sont souvent très réticents à prendre des collations. Ils ont peur qu'elles leur fassent prendre du poids. Ça ne peut pas être plus faux, car arriver affamé à un repas est la meilleure façon de trop manger. C'est un de ces comportements complètement contre-intuitifs qui fait toute la différence aux repas. Les gens qui me consultent me disent régulièrement que le soir ils mangent dès qu'ils mettent le pied dans la maison et qu'ils ont alors l'impression de ne plus avoir de fond. Mais lorsqu'ils ajoutent les collations du matin et de l'après-midi à leur routine, ils constatent rapidement que ce phénomène ne se produit plus et qu'ils ne sont plus affamés en fin de journée, au moment de préparer le souper ou même le soir. C'est donc vraiment important de les prendre. Aussi surprenant que cela puisse paraître, la collation du matin peut éviter une crise de compulsion alimentaire le soir.

3. Dîner

Au dîner, choisissez un plat qui vous plaît et qui vous soutiendra, qu'il s'agisse de viande et de légumes, d'une assiette de pâtes ou de sushis, peu importe. L'important, c'est de choisir des plats qui vous soutiendront et de manger suffisamment, sans exagérer. Combien ? La notion de portion « normale » est la notion la plus difficile à généraliser, mais elle mérite qu'on s'y arrête, car si vous avez été au régime pendant une bonne partie de votre vie, il se peut que votre évaluation d'une portion normale soit en deçà de qu'elle devrait être. Inversement, si vous avez toujours trop mangé, vous considérerez comme normale une portion beaucoup plus grande que vos besoins l'exigent.

Il est donc important de recadrer cette notion de « normalité » pour que vous soyez en mesure de vous servir des quantités qui s'approchent de ce qu'il est « normal » de manger. En général, et l'exemple n'est pas parfait mais c'est mieux que de n'avoir aucun repère, disons qu'une portion normale est environ l'équivalent de ce qui entre dans 1,25 voire 1,5 d'une assiette à pain, donc une assiette remplie, plus le quart ou la moitié de cette quantité. Si vous mangiez l'équivalent de deux portions à chaque repas, vous pouvez essayer d'enlever le quart de cette quantité et de descendre tranquillement jusqu'à la taille de portion suggérée plus haut. Il ne faut pas que vous vous sentiez « privé » : on veut s'assurer que vous mangiez suffisamment, mais le but n'est pas non plus de trop manger.

NOTE

Ceux qui ne mangent pas assez

Certaines personnes, éternellement au régime, mangent trop peu le midi et font fonctionner leur métabolisme au ralenti pendant la journée. Comment savoir si vous êtes de ceux et celles qui ne mangent pas assez ? Vous ne mangez probablement pas assez le midi :

- si vous vous contentez d'un repas surgelé industriel ou d'une grosse salade presque uniquement composée de légumes « avec la vinaigrette à côté » ;

- si vous avez l'impression que votre souper finit toujours par être beaucoup plus copieux que votre dîner ;
- si vous avez constamment faim environ une heure après avoir terminé votre repas ;
- si vous avez l'impression de n'avoir « pas de fond » durant la soirée et que vous mangez jusqu'au coucher...

Vous devrez alors fort probablement augmenter un peu la grosseur de votre repas si vous voulez avoir l'énergie nécessaire pour bien fonctionner en après-midi et manger normalement en soirée. Pensez à ajouter un yaourt (mais pas allégé) en guise de dessert à votre repas, ou alors un bon fruit avec un verre de lait, ou bien deux biscuits...

4. Deuxième collation

Environ trois heures après le dîner, c'est le temps de la collation. Durant les premières semaines, ces collations doivent absolument être prises. Comme pour la collation de la matinée, choisissez des aliments nourrissants, donc pas uniquement un fruit ou des crudités.

5. Souper

Comme pour le dîner, choisissez des aliments qui vous plaisent et servez-vous une portion normale. Les repas du midi et du soir devraient avoir la même taille. Et si vous craignez d'avoir faim en soirée, rassurez-vous : il y aura une collation !

6. Collation du soir

Pour certaines personnes, aller au lit avec une sensation de faim est le comble de la discipline. Or, il n'y a aucune raison qu'il en soit ainsi. Si prendre une collation ou simplement un verre de lait apaise un signal de faim et permet de mieux dormir, pourquoi s'en priver?

Rappelez-vous que le corps ne se trompe jamais sur ses besoins. Si vous avez faim, c'est qu'il a évalué qu'il avait besoin de plus d'énergie pour passer la nuit. Le souper est le dernier repas avant une longue période de jeûne. On croit souvent à tort qu'on ne devrait pas manger beaucoup le soir parce qu'on va «simplement» dormir. Un instant! Le cœur continue de battre, la pression ne tombe pas à zéro, le système immunitaire continue son rôle protecteur. Et tout cela sans le moindre apport en énergie parce que l'on dort. Si vous avez faim avant d'aller au lit, il faut donc manger.

À cette étape, même si vous n'avez pas faim, vous devez quand même manger. Pour certaines personnes, il sera apaisant de s'autoriser à manger au lieu de risquer une perte de contrôle. Il n'est en effet pas rare qu'en s'autorisant la collation, on évite la dérape du soir dans le frigo ou le garde-manger. Cette collation peut aussi vous faire peur, mais il est important de penser à votre métabolisme, qui doit absolument comprendre qu'il ne manquera plus jamais de nourriture.

Mot de Guylaine

Mon travail en clinique m'a permis de constater que la soirée est souvent le moment le plus vulnérable de la journée. Pour certains, c'est le retour à la solitude après le travail ou l'école. Pour d'autres, c'est le début du second quart de travail, domestique cette fois, plutôt épuisant et parfois stressant... C'est aussi une période où on est plus fatigué. Toutes ces raisons font de la soirée un moment où on est plus susceptible de succomber aux compulsions alimentaires: le sac de jujubes vidé devant la télé, les trois bols de crème glacée engloutis alors que les enfants sont finalement couchés... Voilà pourquoi je pense qu'il est mieux, au tout début, que la « thérapie des interdits » ait surtout lieu le matin et durant la journée.

En résumé

- Mangez toutes les trois heures.
- Mangez trois repas et trois collations.

SEMAINES 3 ET 4

Bienvenus les interdits!

Durant les prochaines semaines, votre tâche sera de réintégrer doucement les aliments que vous évitez, ceux qui provoquent un sentiment de culpabilité lorsque vous en mangez. La relation que l'on entretient avec ces aliments en est souvent une d'amour-haine. On les aime, mais on aimerait les détester, car on les rend responsables de nos kilos en trop. En réalité, c'est parce qu'on les évite qu'on finit par en manger trop quand, finalement, la digue de l'interdiction saute. Ici, le but de la démarche est d'apprendre avec le corps et la tête qu'il y a moyen de manger de ces aliments avec plaisir, mais aussi avec **détachement**. Et ça marche, promis, même avec le Nutella et les chips!

Ceci est une étape, un «traitement» pour pouvoir passer à autre chose. Le but n'est pas de pouvoir manger de la poutine cinq fois par semaine, et la diversité alimentaire demeure cruciale. Le but est d'apprendre à ne pas manger certains aliments non pas parce qu'ils sont interdits, mais parce qu'on n'en a pas envie. En d'autres mots, il s'agit d'apprendre à manger sereinement chips, biscuits et compagnie tout en maintenant son poids et même en perdant du poids... Mais pour cela, il faut savoir s'en détacher en s'y exposant.

Une fois encore, la démarche de ces deux semaines peut faire peur. Pourtant, vous n'aurez pas de problème si vous suivez les étapes, un aliment à la fois! Il ne faut surtout pas les intégrer tous en même temps parce que cela risque de mener à une prise de poids liée à la surconsommation, ce qui n'est pas du tout le but recherché.

Avant de commencer

Faites la liste des aliments que vous aimez tellement que vous êtes incapable d'en manger raisonnablement, avec détachement. Il ne faut pas avoir peur de faire une liste vraiment exhaustive. Souvent, les gens écrivent des listes trop courtes où ils oublient de mentionner toutes sortes d'aliments qu'ils s'interdisent. La liste doit aussi contenir ces aliments que vous vous permettez de manger, mais qui provoquent en vous un certain sentiment de culpabilité.

Par exemple, si vous êtes de ceux qui croient qu'une salade doit être mangée sans fromage et sans noix, car c'est trop engraissant, et avec la vinaigrette à côté pour pouvoir en mettre le moins possible, votre liste ne doit pas seulement inclure les bonbons et le sucre à la crème, mais aussi le fromage, les noix, la vinaigrette, etc.

Une fois la liste dressée – et ne vous découragez pas si elle est longue – choisissez l'item le moins culpabilisant. Ce premier aliment est le plus important, car il constituera votre expérience initiale. Comme le corps apprend par l'expérience, c'est en faisant cette première intégration consciemment, avec succès, qu'on pourra désamorcer les messages constants du saboteur et lui dire: Tu vois, ça a marché!

Disons qu'on choisit le fromage ou les noix de la salade dont on a parlé plus tôt, et non pas les chips ou le chocolat. L'exercice des prochaines semaines sera de manger cet aliment, un seul et toujours le même. Par exemple, si vous commencez par le fromage, vous devez toujours prendre la même sorte de fromage, disons le cheddar doux; si vous avez choisi les pâtes, disons les pâtes sauce rosée; ou si vous êtes rendu aux chips – pas dès le début par contre, quand vous serez prêt seulement – disons les chips barbecue. Si vous variez les saveurs pendant la réintroduction d'un aliment, vous ne vous en sortirez pas, car le goût sera chaque fois renouvelé. Vous devez donc manger exactement le même aliment régulièrement. L'exercice se termine quand, après avoir pris une ou deux bouchées de l'aliment, le corps nous envoie un message qu'il n'en veut plus. Il est important que le message vienne du corps et non de la tête. Il est possible qu'après un certain temps la tête ait envie de varier et de ne plus manger l'aliment en question, mais il faut se le proposer quand même et voir si l'appétit pour l'aliment en question revient en en mangeant. C'est au moment où le corps dit « je n'en veux plus », alors qu'il est en train d'en manger, qu'on arrête et qu'on passe à autre chose.

NOTE

Cette étape est assez déstabilisante. On va complètement à l'opposé de ce qu'on nous dit tout le temps au sujet de l'alimentation, à savoir qu'il faut éviter des tas de choses, à commencer par les aliments qu'on aime le plus et qui sont les plus riches. C'est une démarche contre-intuitive. Ici, on dit : oui, mangez-en. Reprenez le contrôle sur ces aliments en en mangeant.

Cela dit, il s'agit d'une étape, d'un exercice. Vous n'aurez pas à manger ainsi pour le reste de votre vie ! Évidemment, ceux qui ont des problèmes de cholestérol ou de diabète diront qu'ils ne peuvent pas faire cet exercice parce qu'il est trop risqué pour eux. Mais pensez-y. Il s'agit de faire consciemment, de façon encadrée, ce que des tas de gens font involontairement par compulsion. L'exercice n'est donc pas plus néfaste pour la santé ou le corps qu'une crise de « binging » – quand on se lance sur tel ou tel aliment et qu'on en mange beaucoup – ce que font de toute façon beaucoup de diabétiques et de gens souffrant de problèmes de cholestérol. Dans ce cas, cet exercice prépare le terrain pour sortir de ce comportement autodestructeur.

Une fois encore, votre saboteur hurlera et vous dira que ça n'a aucun sens de manger comme ça, mais accrochez-vous. À la fin, c'est une immense liberté qui vous attend.

1. Petit-déjeuner

Selon l'aliment interdit que vous avez choisi, vous aurez ou non le goût de le manger au petit-déjeuner. L'idéal par ailleurs est vraiment de le manger le plus souvent possible, même si ce n'est pas un aliment typique de petit-déjeuner. On n'est pas là pour la convention, mais pour vous débarrasser d'un interdit. Le plus souvent est donc le mieux pendant la période du traitement.

2. Première collation

La collation peut aussi être un autre bon moment pour manger votre aliment interdit. Ici, prenez des notes : si vous êtes dans un lieu public, comment vous comportez-vous avec votre aliment interdit ? Est-ce que vous évitez de l'apporter au bureau de peur de subir des regards réprobateurs ? Il est important de s'intéresser à cela, car c'est ce qui peut ouvrir la voie à une compulsion en privé.

3. Dîner

Il est possible que vous n'ayez pas le goût de manger l'interdit à tous les repas et à toutes les collations. C'est normal. Mais est-ce par convention, est-ce une décision intellectuelle ? Ce n'est vraiment pas grave si, pendant trois jours, vous mangez la même sorte de fromage à tous les repas et collations. Plus vous le ferez intensément, plus vite vous passerez aux aliments suivants.

4. Deuxième collation

La collation peut être un moment idéal pour intégrer l'interdit, surtout si vous n'avez pas l'habitude d'en manger à ce moment-là. Comme les interdits sont des aliments que vous aimez, vous risquez moins d'oublier de manger.

5. Souper

Le soir, si votre interdit n'est pas un aliment habituellement consommé pendant un repas – disons des chips – commencez par cet interdit et, si vous avez encore faim, mangez votre repas du soir. Cette introduction des interdits bousille toute votre structure alimentaire. Dites-vous que c'est voulu et que ce n'est qu'une étape. En jetant tout par terre, vous pourrez reconstruire sur du solide.

6. Collation du soir

Il n'est pas recommandé de manger les aliments interdits à la collation du soir. Lorsque vous en serez détaché, ce sera possible, mais en attendant, on les laisse de côté.

> « J'ai une longue histoire avec les régimes amaigrissants. À 8 ou 9 ans, on m'a mise au régime (1 000 calories), accompagné d'amphétamines pour diminuer l'appétit ! C'est là qu'a commencé ma relation-problème avec la nourriture. En me privant des semaines entières, je suis devenue mangeuse compulsive et chaque diète suivie avec succès était suivie d'une reprise de mon poids avec des kilos en plus.

J'ai appris à contrôler mes humeurs avec la nourriture, ce qui a causé un trouble d'hyperphagie boulimique fulgurant. Depuis mon enfance jusqu'à l'âge de 35 ans j'ai tout essayé : les jeûnes, les Weight Watcher, les Outremangeurs Anonymes, la première vague Atkins, etc., tout en prenant des amphétamines de temps en temps. Le désespoir n'était jamais bien loin. Je me sentais mal dans ma peau, laide et indésirable. Tous les hommes qui m'admiraient étaient à mes yeux des indésirables, des perdants qui n'avaient pas d'autre choix.

De 23 ans à 38 ans, je me suis mariée, j'ai eu quatre enfants et j'ai divorcé, tout en perdant et regagnant du poids, environ 50 livres à la fois. J'estime que si on ne m'avait jamais dit que je devais maigrir pour être belle et en santé, mon poids naturel se serait stabilisé autour de 170 livres : bien en chair, sportive et radieuse. Mais à cause de tout le désordre causé à mon système, je ne saurai probablement jamais ce qu'est mon poids naturel.

À 35 ans, j'ai décidé de couper le sucre, mais d'arrêter les diètes. Mon poids s'est maintenu pour environ 10 ans et il a ensuite recommencé à grimper lentement.

J'ai découvert les principes de l'alimentation intuitive vers l'âge de 50 ans. Mais j'ai eu besoin de temps pour comprendre réellement mes problèmes d'anxiété et pour reconnaître à quel point la mentalité de diète était solidement ancrée inconsciemment en moi. Et c'est là que j'ai finalement commencé à perdre réellement du poids de la bonne façon. J'ai maintenant 63 ans et je suis remplie d'espoir et de belles réussites. Je fais la paix avec mon corps et mon poids descend lentement. J'ai perdu 35 livres. Et je suis en train de retrouver ma liberté "d'origine". »

Christianne, 63 ans

En résumé

- Faites la liste des aliments culpabilisants.
- Commencez par le moins culpabilisant et allez vers le plus culpabilisant, un aliment à la fois.
- Mangez l'aliment choisi tous les jours jusqu'à ce que l'envie d'arrêter se manifeste, et ce, pendant que vous le mangez.
- Vous réapprendrez graduellement à manger les aliments que vous vous êtes longtemps interdits.
- Vous apprendrez à vous faire confiance et à cesser d'avoir peur des aliments interdits.

SEMAINES 5 ET 6

La faim et la pleine conscience

C'est ici qu'on apprend ce qui est au cœur de l'approche intuitive, c'est-à-dire comment manger juste assez. Cet apprentissage se fait à l'aide d'exercices précis.

Le but est de savoir quand l'estomac envoie le message qu'il faut manger sous peine de voir le métabolisme ralentir et brûler moins d'énergie, et de savoir aussi quand l'estomac envoie le message de satiété, soit l'absence de faim. Pour cela, il faut porter une grande attention à ce qui se passe dans la bouche, le ventre, la tête... Sentir la faim, goûter comme c'est bon, réaliser que cela nous comble... Toutes ces informations sont nécessaires pour savoir spontanément quand arrêter de se mettre de la nourriture dans la bouche. C'est ce qui s'appelle « manger en pleine conscience », et c'est la démarche la plus efficace pour devenir un mangeur intuitif, zen. Elle s'inspire des travaux de la docteure Jan Chozen Bays, pédiatre et adepte du bouddhisme.

L'un des avantages de cette approche est qu'elle nous oblige à prendre le temps de manger. Un des problèmes souvent liés à la prise de poids est une alimentation trop rapide. On mange trop et trop vite parce qu'on ne laisse pas le temps aux sens d'être comblés et de nous le dire.

Pour apprendre à manger en pleine conscience, et donc à sentir quand on n'a plus faim et qu'il faut arrêter, on vous suggère de morceler l'expérience selon les huit types de faim décrits à la page suivante. La faim des yeux, du nez, des oreilles, de la bouche, de l'estomac, des cellules, du cœur et de la tête. Il faut apprendre à apaiser consciemment ces différentes faims. Choisissez deux types de faim par jour.

Mot de Guylaine

On me dit souvent que pour pratiquer la peine conscience, il faut être très concentré, chose impossible dans la vie tumultueuse de tous les jours. En réalité, tout ce qu'il nous manque, c'est de l'entraînement. Ne vous découragez pas, ça vaut la peine, et votre persévérance sera récompensée. La pratique de la pleine, conscience s'apprend, et la pratique régulière l'améliore. Si vous le faites souvent, vous y arriverez même dans les moments les plus chaotiques de votre vie.

1. Petit-déjeuner

Exemple : la faim des yeux. Préparez votre petit-déjeuner et avant de commencer à le manger, observez-le. Il est important de regarder les aliments que l'on va mettre dans notre corps et de les trouver appétissants. C'est ce qui va nous nourrir. Si tous les repas sont pris à la va-vite, sans trop d'attention, il n'est pas étonnant qu'on soit incapable de s'arrêter d'en manger dès qu'un aliment a l'air appétissant.

2. Première collation

Exemple : la faim intellectuelle et la faim de la bouche. C'est la faim intellectuelle qui vous a fait choisir la collation que vous mangez. La faim intellectuelle, son nom le dit, est branchée sur la tête et non sur les goûts. Elle dit « tu devrais » ou « tu ne devrais pas ». Évaluez ce qui a motivé votre choix de collation. Ensuite, prenez une bouchée et savourez. Laissez les aliments se promener dans votre bouche et saisissez toutes les saveurs et les textures sur votre langue. Observez aussi le goût, moins prononcé de bouchée en bouchée, si bien qu'il sera plus facile de cesser de manger. Si ce n'est pas votre expérience, continuez de manger jusqu'à ce que vos papilles soient satisfaites. Vous devez toujours continuer à envoyer le même message au corps : Je ne vais plus jamais te priver de nourriture. La faim de la bouche doit être apaisée lorsqu'on choisit d'arrêter de manger.

3. Dîner

Exemple : la faim du nez et la faim de l'estomac. Comme les grands chefs, humez votre repas avant de commencer à le manger. La plus grande partie du goût d'un plat tient en fait à ses arômes. Vous continuerez de les sentir en mastiquant lentement des deux côtés de la bouche. Aussi, observez votre estomac. À toutes les trois ou quatre bouchées, concentrez-vous sur votre estomac et cherchez à savoir s'il veut ou non continuer de faire l'expérience de ce repas. Quand la réponse est non, vérifiez s'il vous est facile d'arrêter de manger. Si la réponse est oui, arrêtez. Vous êtes maintenant capable de vous arrêter quand vous n'avez plus faim. Si la réponse est non, cherchez à savoir quelle faim n'est pas comblée et continuez consciemment de manger jusqu'à ce qu'elle le soit.

4. Deuxième collation

Exemple : la faim du cœur et la faim des oreilles. Quand vous mangez votre collation, observez le bruit que fait l'aliment dans votre bouche. Demandez-vous à quel point le bruit ajoute à l'expérience que vous avez de l'aliment. Observez aussi ce que votre cœur dit du choix de votre collation. Il n'est pas rare que la collation de l'après-midi soit un choix qui apaise le cœur. Il n'y a aucun problème à manger des aliments qui en plus d'apaiser la faim permettent de réconforter le cœur. On a tous des aliments qui nous réconfortent. L'ennui, c'est de manger ces aliments de façon quotidienne, car la faim du cœur vient ainsi interférer avec la faim cellulaire, qui est celle qui dicte les besoins physiologiques du corps. La faim du cœur peut aussi faire trop manger. Prenez le temps de bien savourer chaque bouchée et demandez-vous régulièrement si votre bouche veut ou non continuer à faire l'expérience de la collation.

5. Souper

Exemple : la faim cellulaire. Avant de préparer le repas, installez-vous devant votre frigo et demandez-vous ce que votre corps veut manger. Il peut sembler bizarre de faire cette demande, mais il semble que cela permette de donner au corps ce dont il a réellement besoin. De plus, l'aliment choisi par le corps nous attire, on en mange avec plaisir. Ensuite, après avoir commencé à manger, faites attention à votre estomac. Veut-il continuer et poursuivre l'expérience ? Il est important de poser la question de cette façon pour avoir une réponse claire. Quand la réponse est non, que l'estomac dit « je ne veux plus manger », si vous pouvez vous arrêter, arrêtez.

Le but de l'alimentation en pleine conscience est d'arriver à ce que la faim de l'estomac, la faim cellulaire et les faims des sens soient rassasiées simultanément. Une fois qu'on est ainsi pleinement satisfait, il est facile de se détacher du repas. Et c'est grâce à ce détachement qu'on peut apprendre à manger juste assez.

C'est à ce moment que les kilos superflus commenceront à fondre et que le corps commencera à retrouver son poids naturel : quand vous réussirez à manger quand vous aurez faim et à arrêter de manger quand vous n'aurez plus faim.

6. Collation du soir

Si vous pouvez percevoir la faim de l'estomac mais que vous ne la ressentez pas, il n'est pas nécessaire de prendre une collation. Mais si vous avez faim, mangez et mangez ce dont vous avez envie.

Voir la vidéo de Guylaine intitulée *Les outils pour manger en pleine conscience* sur le site des Éditions La Presse à l'adresse suivante: editions.lapresse.ca/nos-livres/categorie/guides-pratiques/livre/kilos-zen/

EN RÉSUMÉ

- Mangez lentement en faisant attention à tous les aspects du plaisir et aux apaisements que procure l'acte de manger.
- Sentez la faim de l'estomac.
- Arrêtez de manger quand la faim de l'estomac est comblée.

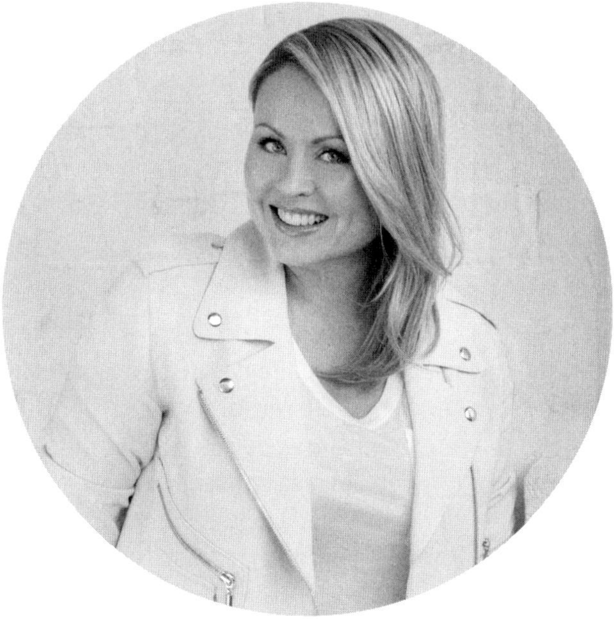

Photo : Heidi Hollinger

MITSOU GÉLINAS

Déjeuner en paix

Mitsou ne se trouve pas parfaite. Mitsou Gélinas? Vraiment? Nous avons été plusieurs à réagir avec incrédulité le jour où Mitsou, chanteuse, animatrice, blogueuse et femme magnifique, s'est confiée publiquement, sur son blogue, à propos de ses doutes quant à son apparence.

Oui, comme tant de femmes, Mitsou a longtemps été au régime, en mode restriction et privation, avec tous les excès contraires que cela provoque. Elle a longtemps été obsédée par sa taille, convaincue de ne pas être à la hauteur des attentes qu'on entretenait envers elle, et plus particulièrement envers son apparence physique. Comme pour tant d'autres, ses doutes existentiels, ses vieilles blessures, sa vie ont fini par se jouer sur le terrain du poids, des calories, du pèse-personne, de la nourriture, tant comme baumes que comme tortionnaires. Qu'elle se retrouve aisément sur la liste des plus belles personnalités connues et adorées du grand public québécois n'y a rien changé.

Il y a quelques années cependant, Mitsou s'est réveillée et elle a décidé qu'elle en avait marre de vivre avec, en elle, celle qu'elle appelle « la folle du logis alimentaire », celle qui lui disait quoi et quand manger, comment tout calculer, cette boule de stress inutile et néfaste. Mitsou a entrepris de se débarrasser de toutes ses sources d'anxiété et de s'outiller pour savoir gérer stress et angoisse, que ce soit la peur de prendre du poids ou de faire de la plongée sous-marine. Mitsou a décidé de mieux affronter ses peurs et ses peines, et autrement qu'en se tenant devant le frigo ou le miroir.

Elle est partie à la recherche de solutions, tant du côté de la psychothérapie et de la naturothérapie que de la nutrition. Elle a trouvé des pistes de réponses, a emprunté plusieurs chemins et, en route, elle s'est bâti une nouvelle routine incluant un peu de yoga, un peu de méditation, des exercices de respiration, beaucoup de sommeil et des efforts pour profiter du temps présent. « Avant, je trouvais ça quétaine de parler de gestion du stress, mais j'ai appris à garder mon calme, étape par étape. » Aujourd'hui, sa vision de la vie a beaucoup changé. « La folle du logis n'est pas disparue, mais je suis capable de la mettre à sa place, elle n'est plus la coloc collante et dérangeante qu'elle a déjà été. Je suis capable de la laisser aller, de la regarder aller. »

Le but de ce détachement : pouvoir déjeuner en paix. Pouvoir se lever le matin sans être déjà stressée jusqu'aux dents à l'idée de devoir se battre contre cet ennemi inutile toute la journée et de recommencer cette lutte jour après jour. Pouvoir briser le cercle vicieux où la nourriture est à la fois source d'anxiété – à cause du lien avec le poids – et outil d'apaisement. « Mon lien avec la nourriture a changé. Lorsque j'ai de grandes fatigues ou de grandes peines, là où la nourriture devenait ma meilleure amie et ma pire ennemie, je ne réagis plus de la même façon. Mes grands stress se sont apaisés. »

L'animatrice insiste. « Il n'est pas nécessaire de devenir *full* spirituel. » Personne ne parle de devenir bouddhiste ou de passer sa journée en mode « ohmmmm »... Il s'agit plutôt, tout simplement, de trouver des moyens en soi pour aller chercher de l'énergie ou du calme ailleurs que dans la nourriture.

« L'autre jour, je suis allée dans une soirée où normalement, pour gérer mon stress et mon ennui, je me serais installée à côté du buffet parce que ça aurait été la partie la plus amusante. Mais là, j'ai bu du thé, j'ai eu de super discussions avec les gens qui étaient autour de moi, et ce sont les discussions qui m'ont rendue heureuse. En fait, j'ai réappris à manger et à profiter de la nourriture, mais j'ai aussi beaucoup appris à ne pas manger et à me plaire dans ça aussi. J'ai appris à me nourrir autrement. »

« Arriver à cette paix intérieure a pris du temps », explique Mitsou. Ça ne s'est pas fait du jour au lendemain. Il y a eu plusieurs étapes pour se débarrasser de vieilles certitudes et de vieux réflexes, il y a eu beaucoup d'introspection, en solo et avec de l'aide. Ça n'a pas toujours été facile non plus, confie-t-elle. Pour être zen, il faut parfois trouver ses douleurs cachées, les nommer, les dénouer. « Il faut parler de notre démarche avec les gens qui sont autour de nous, avec nos proches. » Souvent, les amis, la famille, les amoureux s'inquiètent, trouvent ce cheminement triste. « Mais c'est nécessaire, dit l'animatrice, et c'est essentiel pour pouvoir s'endormir dans la sérénité, sans se dire : "Demain, ça va être différent". » Et pour pouvoir se réveiller et déjeuner en paix...

6
Chapitre

Questions fréquentes et dépannage

Si vous trouvez que le plan de match décrit dans le chapitre 5 n'est pas toujours facile à suivre, que la perte de poids ne va pas aussi vite que vous le voudriez, ne vous découragez pas. Il y a des gens qui n'ont jamais suivi de régime de leur vie qui perdront du poids très rapidement en commençant simplement à écouter leur signal de satiété. D'autres auront plus de difficultés parce que toutes sortes de forces internes les poussent à trop manger, malgré leur volonté de s'écouter pleinement. D'autres encore auront de la difficulté à réellement lâcher prise face aux régimes.

Pour vous aider, voici quelques commentaires et questions qui reviennent très souvent face à cette approche.

Je n'arrive pas à ne plus me peser.

Si vous n'arrivez pas à ne pas vous peser et que cela vous obsède durant toute la journée, demandez-vous ce qui se cache là-dessous. Pourquoi cette envie de vous peser? Qu'est-ce que vous souhaitez que cela vous procure? Une diminution de votre anxiété? Certes, mais qu'est-ce qui vous rend réellement anxieux?

Il est possible que le poids soit, pour vous, une mesure de votre valeur en tant qu'être humain et qu'à vos yeux on a de la valeur tant qu'on est dans les normes. Si vous êtes hors normes, la seule idée *d'essayer* de vous y conformer peut être réconfortante. Le fait de cesser de vous peser constamment peut en revanche vous donner l'impression que vous « n'essayez même pas ». Le saboteur est à l'œuvre.

Pourquoi sentez-vous à ce point que votre valeur en tant que personne est liée à votre poids? Imaginez que votre meilleure amie, celle qui connaît tous vos secrets, celle qui vous écoute quand vous êtes fier de vous ou triste ou découragé, celle avec qui vous avez partagé mille expériences et qui comprend qui vous êtes et d'où vous venez, prenne 10 kilos demain matin. Allez-vous l'abandonner? Elle sera encore votre meilleure amie, et jamais il ne vous passerait par l'esprit de remettre votre amitié en question. Reprenons le même raisonnement: pourquoi votre poids est-il si important à vos yeux, alors que celui des gens qui vous entourent ne l'est pas? Pourquoi croyez-vous que vous auriez moins de valeur si votre poids montait sur le pèse-personne? Il est possible que pour dénouer ces enjeux, vous ayez besoin d'une aide professionnelle, car il est difficile de parvenir seul à comprendre ce qui nous donne l'impression de ne pas avoir de valeur.

Encore ici, c'est l'anxiété qu'il faut chercher à comprendre.

Mot de Guylaine

J'ai fait des thérapies pendant des années pour guérir mes blessures et avoir une image plus positive de moi. J'avais tellement honte de qui j'étais. Si une personne m'ignorait un matin en arrivant à l'école, j'étais convaincue qu'elle m'en voulait et je pouvais ruminer ça toute la journée, voire plusieurs jours. Je n'osais pas donner mon opinion, car j'avais peur qu'on la conteste. Et les rares fois où je le faisais et qu'on la contestait, j'étais détruite, convaincue qu'on venait d'exposer à quel point je n'étais pas intelligente. Le pèse-personne était inconsciemment la soupape qui calmait mon anxiété face à la pression que je me mettais. Il me donnait l'impression de contrôler quelque chose et de calmer ce sentiment de nullité qui m'habitait. Je vous le dis, je suis partie de loin dans le domaine de l'estime de soi.

La bonne nouvelle est qu'on peut s'en sortir. Il n'y a rien de défectueux en vous : vous avez juste besoin de guérir ce qui ne va pas pour que ce soit corrigé. Tout le monde passe par des étapes semblables, selon ses histoires et ses blessures.

La question du contrôle est une autre raison qui peut expliquer cette obsession du pèse-personne. Quand on n'a pas un sentiment profond de sécurité, le corps gère l'anxiété que cela provoque en contrôlant son environnement au maximum. Pas de surprise, tout est maîtrisé. C'est rigide, il n'y a pas de place pour les imprévus, et vous n'en voulez pas non plus. Le poids fait souvent partie de ce qu'on veut contrôler. Vous voulez donc vous peser pour savoir, car ne pas savoir augmente l'anxiété. La pesée matinale sert donc d'apaisement.

Mais le problème est que les messages du pèse-personne ne sont pas fiables, surtout pas au quotidien : 1 kilo de plus et c'est la panique, 1 kilo de moins et c'est la joie, et c'est une déconfiture encore plus grande si, le lendemain, la livre perdue est revenue... Imaginez si elles sont deux ! Pourtant, on parle ici de fluctuations tout à fait normales. Quand on regarde les conséquences de tout cela sur l'humeur et sur le reste de la journée, on réalise que l'apaisement ponctuel que procure la pesée finit par générer plus de problèmes qu'il n'en résout.

J'ai vraiment peur de prendre du poids en mangeant toutes les trois heures.

Cette peur est extrêmement fréquente, mais il faut absolument sortir votre corps de la restriction et du mode famine une fois pour toutes. Et il n'y a pas d'autre moyen que de manger pour communiquer à votre corps que les famines sont bien finies. Il faut donc traverser soigneusement ce passage obligé. Pour un corps qui a été privé depuis longtemps, il n'y a rien de pire qu'être nourri normalement pendant un jour ou deux puis privé de nouveau. Si vous faites cela, vous allez voir votre poids monter, c'est garanti.

Si on veut éviter la prise de poids liée à la peur de manger, il faut vraiment lâcher prise et manger trois repas et trois collations. Ça prend du courage, et c'est important de le reconnaître.

Si vous vivez en mode restrictif depuis très longtemps, il est possible que vous preniez du poids au début. Imaginez : si vous mettez votre tête sous l'eau pendant plusieurs secondes, quand vous ressortirez pour respirer, vous prendrez une inspiration beaucoup plus longue et profonde que d'habitude et vous serez essoufflé pour quelques secondes, mais le souffle finira par revenir à la normale. Personne ne met cela en doute. C'est le même phénomène avec le corps. Il « hyperventile » un peu au début lui aussi. Et évidemment, la solution à cette crainte n'est surtout pas de recommencer les privations, de la même façon que pour apaiser tout essoufflement en sortant la tête de l'eau, on ne penserait vraiment pas à replonger dans le fond de la piscine, non ?

Si vous avez peur, que vous vous privez, puis que vous recommencez à manger, chaque fois, votre corps doit « hyperventiler ». Et là, vous prendrez plus de poids que prévu.

Mot de Guylaine

Comme j'aide les gens à surmonter leurs peurs depuis plus de dix ans, je constate que ce qui fonctionne le mieux pour apaiser la peur de prendre du poids est de chercher à régler directement les problèmes d'anxiété. Pour vous aider, vous pouvez donc essayer de faire du *tapping* tous les jours, et ce, tant que manger aux trois heures vous rendra mal à l'aise. Vous pouvez aussi prendre l'habitude de respirer profondément avant chaque repas. La stimulation du nerf vague par l'extension du diaphragme désactive le système nerveux responsable de la réaction de fuite ou d'attaque[1]. Vous pouvez faire le *tapping* le matin et les respirations avant de manger. Vous pouvez faire l'un ou l'autre ou les deux, selon ce qui vous convient le mieux.

Voir la vidéo de Guylaine intitulée *Le* tapping *comme outil pour diminuer l'anxiété* sur le site des Éditions La Presse à l'adresse suivante: editions.lapresse.ca/nos-livres/categorie/guides-pratiques/livre/kilos-zen/

Pourquoi faut-il absolument manger les aliments que l'on s'interdit normalement?

Peu de personnes abandonnent aisément les interdits, car les années de privation les ont généralement amenées à croire que leur poids serait le double si elles s'étaient toujours « laissées aller » à manger ces aliments. Et leur expérience le confirme, car lorsqu'elles mangent leurs aliments préférés, elles sont incapables de se contrôler et, ensuite, elles se sentent terriblement coupables.

Ces personnes n'ont pas compris que les approches minceur traditionnelles leur ont envoyé un cheval de Troie : la privation. La base de tous ces régimes mène directement vers tous les excès. Le scénario classique est le suivant : au lieu de manger les deux biscuits qui leur procureraient la sensation de satiété (ou tout autre aliment réputé « engraissant »), ces personnes en mangent quatre ou six. Quand cela survient, c'est comme s'il y avait deux cerveaux à l'œuvre : celui de la raison qui dit de ne pas en manger, et celui du cœur, qui gagne, qui veut en manger beaucoup pour avoir le plus de plaisir possible parce qu'il s'est permis de lever l'interdit cette fois-ci... Et advienne que pourra !

> « Il y a trois ans, je me suis débarrassé de tous les interdits alimentaires et du même coup, de tous les troubles qui y sont rattachés... C'était la façon la plus simple, mais la plus efficace d'y arriver. Je réalise maintenant toute la stupidité des régimes.
>
> J'en suis à ma troisième année. Je suis passé de 235 livres à 196 livres. J'ai stagné à 220 livres durant près de deux ans pour ensuite commencer à fondre. Le sucre continue de faire partie de mon alimentation quotidienne (barre Skor, crème glacée), mais j'ai perdu le goût d'en manger de grandes quantités.

Sébastien, 43 ans

Mot de Guylaine

L'introduction des aliments interdits dans l'alimentation des personnes qui me consultent est toujours un moment très touchant pour moi, car je sens rapidement l'impact de cette nouvelle liberté. Je suis toujours émue quand elles me racontent avec enthousiasme à quel point c'est facile maintenant d'avoir des aliments à la maison sans stress ou de manger quelques bouchées d'un aliment sans avoir peur d'en manger trop. Je trouve ça vraiment merveilleux. Ce processus n'est facile pour personne, mais pour certaines, la seule idée de manger un certain aliment dit « interdit » déclenche énormément d'anxiété, laquelle se manifeste parfois par une accélération de la respiration, un désir très fort de fuite, des tremblements, des sueurs froides, etc. Dans ces cas, l'introduction de ces aliments doit être faite à un rythme précis, sans brusquer le processus. Mais cela ne doit pas, pour autant, être évité. Ne vous laissez pas arrêter par votre peur. La tarte au sucre ne vous veut pas de mal, promis ! Il y a moyen de réintégrer ces aliments doucement et la technique est vraiment efficace autant pour le petit interdit que pour le grand. Quelle que soit l'intensité de la peur, la réintroduction des interdits reste la partie de la démarche que je considère la plus facile. C'est simplement une technique qui, quand elle est bien faite, marche vraiment bien.

Voir la vidéo de Guylaine intitulée *Le* tapping *comme outil pour introduire tous les interdits* sur le site des Éditions La Presse à l'adresse suivante : editions.lapresse.ca/nos-livres/categorie/guides-pratiques/livre/kilos-zen/

Tous ceux qui se sont empêchés de façon radicale de consommer les aliments qu'ils aiment beaucoup savent de quoi il est question quand on parle de crise de compulsion. Généralement, elle sera rapidement corrigée par une coupe radicale dans les calories. La nouvelle restriction post-excès permettra d'éviter la prise de poids dans certains cas, mais éventuellement les excès finiront par faire prendre du poids et toute restriction aura tôt fait d'en provoquer une autre. Est-ce une façon zen de manger? Est-ce une façon de profiter au maximum du plaisir qu'apporte l'aliment « engraissant » interdit? Est-ce une façon de se sentir libre? Cette façon de s'alimenter qui oscille entre excès et privations donne peut-être une impression de gestion du poids, mais elle ne permet pas au corps de se libérer à long terme de ses kilos en excès.

Il est compréhensible d'avoir peur de consommer des aliments devant lesquels on a l'impression de perdre le contrôle. Surtout que, assez souvent, les personnes perpétuellement au régime peuvent aller jusqu'à s'interdire des catégories entières d'aliments: pas de dessert, pas de friture, pas de viande rouge... Est-ce réellement une question de goût ou est-ce plutôt une façon très rationalisée d'avoir mis K.-O. certains ennemis pour mieux se concentrer sur les autres?

Il y a toutes sortes de raisons, souvent très bonnes, de décider d'éviter des aliments qui se trouvent sur les listes d'« ennemis », mais il ne faut plus que vos choix soient basés sur la peur des calories. Comme pour la peur de manger aux trois heures, ce que l'on doit viser pour vous aider à réintégrer tous les aliments est l'anxiété et le stress que l'idée même de manger ces aliments déclenche en vous. Il faut diminuer cette anxiété pour la rendre tolérable.

Comment savoir si on est en train de manger ses émotions?

Ce n'est pas toujours facile de savoir si on mange parce qu'on a réellement faim ou pour apaiser une émotion. Les exercices qui suivent vous aideront à le découvrir. Ils ont été inspirés par les travaux du Dr Jan Chozen Bays.

Pour commencer, nous avons choisi trois émotions très souvent liées aux excès alimentaires, soit la colère, la tristesse et la honte, mais rien n'empêche que pour vous il s'agisse d'autres émotions.

Avant de commencer, sachez que si vous remarquez une différence dans la façon dont vous vous sentez avant et après l'exercice, c'est que vous mangez l'émotion dont l'exercice parle. L'exercice a pour but de vous aider à reconnaître l'émotion qui déclenche la faim ou la compulsion.

La colère

La colère est une émotion normale et très basique, mais plusieurs personnes ont beaucoup de difficulté à l'accepter et à l'exprimer. Est-ce qu'elle leur fait peur? Est-ce qu'elles redoutent le sentiment de perte de contrôle qu'elle peut provoquer? Est-ce que ces personnes ont appris à refouler leur colère durant leur enfance parce qu'on leur disait que c'était déplaisant pour les autres, donc insupportable? Les raisons de ne pas exprimer sa colère sont nombreuses. Et les personnes qui pensent ne jamais ressentir de colère sont nombreuses aussi. De plus, chez les femmes, c'est un sentiment souvent mal vu culturellement. Alors que les hommes peuvent généralement être légitimement fâchés devant une injustice – on caricature ici parce qu'il y a des exceptions, mais cela demeure un cliché très présent – si les femmes se rebellent, si elles expriment fortement leur désaccord, s'insurgent et cherchent à affirmer leur point de vue ou à se défendre, ce sont des hystériques, des folles, des fatigantes, des contrôlantes insupportables...

Il est facile alors de comprendre pourquoi bien des femmes préfèrent projeter une image de calme, de douceur, de sérénité, et ce, même devant les situations les plus difficiles et complexes. Sauf que la contrariété, la frustration devant l'injustice et les autres types de colère ne sont pas de petits sentiments qui disparaissent par magie.

Pour ne plus être transférée vers le garde-manger ou le frigo – où on trouvera toutes sortes d'aliments apaisants – la colère doit être exprimée de façon saine. La colère malsaine est impulsive, destructrice, égoïste si elle cherche à neutraliser les autres, à dominer, à contrôler. La colère saine est une expression d'énergie et pousse à agir, à s'exprimer sur des limites nécessaires, tout simplement.

Par exemple, la colère d'un parent qui exprime fortement à son adolescent qu'il n'accepte pas qu'il mette la maison sens dessus dessous est adéquate parce qu'il en a assez de lui répéter de faire le ménage, le ton monte, mais le message reste le même, fais le ménage c'est important pour le bien-être de toutes les personnes habitant cette maison. Si, dans le même contexte, la colère prend des proportions exagérées parce qu'elle sert essentiellement à se soulager d'une impuissance accumulée toute la journée au bureau ou avec des clients et que les enfants se trouvent ainsi injustement mêlés à une frustration qui ne les concerne pas, ce n'est pas une colère saine.

Quand on choisit de manger plutôt que d'exprimer sa colère, on enfouit en même temps un élément crucial de la colère : son énergie. Tous ceux qui ont déjà été en colère le savent : c'est une émotion remplie de force. La colère fait bouger les montagnes. On peut utiliser cette énergie pour s'affirmer, s'exprimer, dire clairement aux autres : voici ce que je ne tolérerai pas et voici pourquoi...

Apprendre à utiliser la colère sainement peut se faire très rapidement. D'abord, il faut savoir si on l'enfouit au fin fond de soi-même en mangeant. Pour reconnaître les émotions que l'on mange, on dépose devant soi une petite quantité de cet aliment que l'on mange quand on vit une émotion. On en prend une bouchée et on s'attarde à sa saveur et à la manière dont on le mange. Ensuite, on se remémore une expérience qui nous fait vivre beaucoup de colère. On peut aussi penser à quelqu'un qui nous met en colère. Il faut prendre une bonne minute pour revivre la situation et bien la sentir dans son corps. Il peut s'agir d'un souvenir d'enfance autant que d'un événement récent.

Quand la colère est bien rallumée, on prend alors une bouchée de l'aliment qu'on a devant soi. Et on observe. On observe les différences entre cette expérience et celle d'avant la remontée de la colère. Est-ce que la saveur a changé, est-ce que vous mangez plus rapidement, moins rapidement ? Est-ce que vous notez autre chose ? S'il y a une différence entre les deux expériences, c'est que vous mangez votre colère. Essayez ensuite de voir si ces sensations se représentent quand vous mangez. Vous saurez alors que vous mangez votre colère.

La tristesse

Pour bien des personnes, la tristesse peut sembler plus accessible, plus facile à exprimer légitimement que la colère. Mais pour d'autres, c'est une émotion très difficile à extérioriser, car ce n'est jamais le bon moment pour pleurer. Elles peuvent aussi avoir une peur bleue d'être submergées par la peine sans jamais pouvoir s'arrêter. La tristesse est souvent vue comme une marque de faiblesse, et la personne émue est perçue comme n'étant pas en maîtrise de ses émotions. Trop souvent, ces jugements nous empêchent d'accepter notre vulnérabilité. Le seul fait de penser ou d'entendre les mots « tristesse » ou « pleurer » suffit à nous faire frémir. C'est beurk ! C'est dégradant. Pas étonnant que, le soir venu, la nourriture devienne un baume sur cette douleur refoulée. Pour certains, ce sera l'alcool, la drogue, la cigarette ou autre, évidemment, mais la nourriture joue ce rôle beaucoup plus souvent qu'on ne le croit.

La tristesse doit être vécue, expulsée du corps, et ce besoin de compassion est un message important. Prenons le temps de reconnaître cette douleur intérieure et de la vivre physiquement par les larmes.

L'exercice pour voir comment la tristesse nous fait manger est le même que pour la colère. On choisit un peu de cet aliment doudou qui apaise notre tristesse. On en mange d'abord un peu, puis on en remange après s'être imbibé d'un souvenir triste. On note les différences dans le goût, la texture, la manière de le manger.

La honte

La honte est une émotion très puissante. Quand on la ressent, on voudrait disparaître, se cacher. On aimerait voir un trou s'ouvrir sous nos pieds et s'y engouffrer.

La honte vient d'un manque d'estime de soi. On croit profondément qu'il y a quelque chose de défectueux à l'intérieur de soi, et quand cette lacune est exposée, c'est la catastrophe. On est convaincu, consciemment ou non, que l'on sera rejeté, que si cette partie de nous est exposée, on ne sera plus digne d'être aimé. Inutile de décrire tous les efforts qui sont déployés pour cacher ces aspects de notre personnalité. Et lorsque, malgré tous nos efforts, ça sort ! Ouf ! C'est dur ! La honte cache alors d'autres émotions, comme la colère ou la tristesse, car la honte ne vient jamais seule.

Pour voir si on se réfugie dans la nourriture pour apaiser ce sentiment, on fait le même exercice qu'avec la colère et la tristesse. La clé est d'identifier clairement un souvenir récent ou lointain qui déclenche de la honte et le genre d'aliment que l'on utilise pour calmer ce sentiment. Et ce n'est pas toujours facile.

La honte est un sentiment incroyablement inconfortable qui, contrairement aux autres, est difficile à digérer, et ce, même avec de l'aide. Il ne se règle pas par une simple bonne discussion avec un collègue qui nous a mis en colère ou par une généreuse séance de pleurs et de réconforts sur l'épaule de l'ami à qui on a confié sa tristesse. La honte reste en nous et il faut la régler avec soi-même. Elle est souvent vécue dans la solitude, ce qui en fait malheureusement une émotion de choix pour les compulsions alimentaires.

Mot de Guylaine

Je l'observe constamment dans ma pratique : les personnes qui n'ont pas nécessairement beaucoup de poids à perdre, mais qui traînent 5 kilos ou 10 kilos de trop, commencent à perdre du poids au moment où elles mettent le doigt sur leurs émotions de fond.

Généralement, ces émotions viennent de difficultés profondes qui méritent d'être réglées avec l'aide de professionnels, des gens qui idéalement comprennent bien le lien entre la nourriture et les émotions. Même si ce sont des problèmes importants, on ne parle pas nécessairement de suivis psychanalytiques interminables. Quand la difficulté à régler est bien ciblée et que les outils utilisés sont adéquats, on peut faire des progrès rapidement.

Que faire quand j'ai une rage de nourriture?

Qu'on l'appelle crise de compulsion, rage de nourriture ou *binge*, en anglais, en gros, il s'agit d'une perte de contrôle devant la nourriture. On finit un sac de chips au complet alors qu'on aurait préféré n'en manger qu'une petite poignée. On vide le pot de crème glacée devant la télé et on va se chercher un autre dessert. On se commande de la pizza alors qu'on a à peine fini de souper.

Ces crises sont déclenchées par une envie folle de remplir, de calmer, d'apaiser quelque chose à l'intérieur de soi. Et il faut essayer de savoir ce que c'est pour ensuite trouver des moyens de régler le manque autrement, parce que la crème glacée ne vous donnera pas la promotion que vous étiez certain de mériter, la poutine ne fera pas disparaître votre colère contre la personne qui vous a fait faux bond, et les jujubes, malheureusement, ne remplissent pas la solitude à long terme. Non seulement ça ne règle pas ces problèmes, mais ça en crée d'autres : la tristesse, la colère, la frustration devant les kilos en trop et votre sentiment de perte de contrôle, d'échec, une fois de plus.

Quand la compulsion frappe, c'est comme si on avait dans la tête un rouleau compresseur écrasant toute réflexion rationnelle sur ce qu'on est en train de faire, qu'il s'agisse de manger, de boire de l'alcool, de fumer, de se droguer, de jouer au casino, etc. Quand la compulsion frappe, c'est très difficile de l'arrêter. Surtout qu'elle se nourrit elle-même : Je mange pour apaiser quelque chose → je me sens apaisé, mais pas pour longtemps et pas tant que ça → je me sens nul d'avoir tant mangé → je continue de manger pour apaiser aussi ce sentiment de nullité et pour chercher encore à apaiser le sentiment de départ → rien n'est réellement apaisé, donc je continue à chercher cet apaisement dans la nourriture → et ainsi de suite.

Pour stopper une crise au moment où elle est sur le point de se produire, il est important d'avoir un outil à portée de main, car ça n'arrivera probablement pas quand vous serez chez le psy. Il faut donc que vous vous aidiez vous-même. L'autohypnose peut aider à diminuer l'anxiété, de même que la respiration profonde et le *tapping*, des techniques que de plus en plus de professionnels des troubles alimentaires utilisent, même si leur efficacité n'a pas encore été démontrée scientifiquement. Si cela fonctionne pour vous, c'est ce qui compte. Le pire qui puisse arriver, c'est que ça ne marche pas. Une autre approche est de s'arrêter juste avant une compulsion et d'observer ce qui se passe en soi. Cela demande beaucoup de présence, mais c'est une façon de faire quand on n'est pas à l'aise avec les autres techniques. On peut aussi combiner différentes approches.

« J'ai passé ma vie à prendre du poids jusqu'au jour où la maladie m'a obligé à subir une greffe du foie. L'intervention s'est mal passée et, sur la table d'opération, j'ai perdu mes reins. Je suis donc maintenant en attente d'une greffe de rein et je fais de la dialyse trois fois par semaine. Cette épreuve m'a cependant permis de comprendre une chose: j'ai un trouble alimentaire. Il n'y a pas si longtemps, j'étais le genre de gars qui pouvait faire deux à trois crises de compulsion par jour. Parfois, j'en faisais même juste avant ma dialyse, sachant que la nourriture serait éliminée...

J'ai commencé à faire du *tapping* pour m'aider à contrôler ces crises de compulsion et je suis passé à quatre ou cinq crises par semaine. J'étais tellement habitué à manger de façon compulsive à tous les dîners et les soupers, qu'au début je trouvais ça étrange de ne plus en ressentir le besoin. Et à travers tout ça, j'ai perdu du poids! »

Robert, 54 ans

Voici les questions à vous poser quand une crise arrive :

- Où, dans votre corps, ressentez-vous l'émotion? Est-ce dans le ventre, l'estomac, la gorge, la mâchoire, ailleurs?
- Quelle est la sensation? Est-ce une boule, une balle, un ballon, des aiguilles? La sensation est-elle diffuse ou précise?
- Quelle est sa grosseur? Est-ce gros comme une balle de golf, un ballon de soccer, un ballon de plage (c'est OK si ça sort de votre corps), gros comme autre chose?
- Est-ce neutre?
- Est-ce que ça vibre?
- Est-ce tendu?
- Est-ce que la sensation a une forme? Est-ce rond, ovale, carré, triangulaire?
- Est-ce que la sensation a une couleur? Parfois, on peut percevoir une couleur précise, parfois non.

L'idée est de permettre à la sensation de prendre toute la place et de rester avec elle sans vouloir qu'elle change. Vous pouvez respirer profondément le plus longtemps possible avec la sensation. Si vous voulez, vous pouvez aussi être curieux et explorer. Si la sensation pouvait vous parler, elle vous dirait quoi ? Et qui parle : la voix de la sagesse, la voix du saboteur ? Cette voix, est-ce la première fois que vous l'entendez ? L'avez-vous déjà entendue auparavant ? Si oui, que vous disait-elle ?

Voir la vidéo de Guylaine intitulée *Le* tapping *comme outil pour diminuer les compulsions alimentaires* sur le site des Éditions La Presse à l'adresse suivante : editions.lapresse.ca/nos-livres/categorie/guides-pratiques/livre/kilos-zen/

Je mange quand j'ai faim, j'arrête quand je n'ai plus faim, et je n'ai pas de rage de nourriture. Pourquoi est-ce que je ne perds pas de poids ?

Il y a deux façons de « manger » ses émotions. Parfois, c'est en dehors des repas, sous forme de crises plus ou moins intenses, et parfois, c'est parfaitement bien intégré à son menu normal.

On peut en effet manger ses émotions discrètement, sans que personne ne le sache – incluant soi-même – de la façon la plus socialement acceptable qu'il soit, durant les repas ou les collations. On parle ici d'émotions qui sont souvent plus subtiles que celles qui provoquent des crises de compulsion, mais qui sont toujours présentes, en sourdine, dans notre vie. On peut parler d'un vide intérieur ou d'une tension constante dans le ventre, par exemple. On y fait moins attention qu'aux émotions fortes, mais elles nous font quand même manger, à notre insu, toujours dans une quête d'apaisement. Les grandes compulsions ont l'air plus dommageables parce qu'elles sont spectaculaires, mais les petits ou grands extra liés aux émotions de fond, à chaque repas ou à chaque collation, finissent eux aussi par fournir au à corps des calories dont il n'a pas besoin, et donc qu'il ne brûlera pas. Et cela crée les fameux kilos émotionnels de trop.

Il est possible de commencer seul à identifier ses « émotions en sourdine » avant d'entreprendre une grande démarche en thérapie ou en *coaching*. Et cela peut aider à manger moins. Cette démarche demande une grande vigilance et beaucoup d'énergie. Malgré tout, dénouer la source du problème rend la vie plus légère.

Mot de Marie-Claude

Tous ceux qui me connaissent le savent : j'ai arrêté de fumer il y a très longtemps en allant voir une psychologue. Tout le monde, à cette époque, faisait de l'acupuncture, de l'hypnothérapie, se mettait des timbres transcutanés... C'était avant le Zyban. Moi, je voulais juste comprendre pourquoi je fumais. Je craignais de remplacer encore une fois – expérience de mes tentatives précédentes – cette habitude par une autre, le grignotage, avec tous les kilos en plus que ça apporte. Rien d'original là-dedans. Donc, pendant deux ans, je me suis confiée à cette super psy qui m'a fait parler de toute ma vie, sauf de tabac. Et un jour, sans rien voir venir, j'ai arrêté. Et je n'ai pratiquement pas pris de poids. Et je n'ai plus jamais recommencé. Je n'ai jamais su précisément ce que la cigarette me permettait d'automédicamenter, quel vide elle remplissait – et quel vide la nourriture comblait à sa place au moment de mes premières tentatives d'arrêter de fumer – mais elle n'était plus nécessaire. Je crois qu'on peut arrêter de « trop manger » sans le savoir en réglant des questions émotionnelles de fond de la sorte. Je crois même que ces séances de psychothérapie devraient être couvertes par l'assurance-maladie !

EXERCICE

Pour commencer, choisissez le repas qui sera votre repas d'observation. Avant de manger, prenez des notes. Quelles sont vos sensations ? Pas vos émotions, mais bien vos sensations, donc ce que vous ressentez physiquement. Normalement, avant le repas, il y a le léger tenaillement de la faim. Le ressentez-vous ? Éprouvez-vous d'autres sensations ? Un vide ? Une tension ? Est-ce que votre corps vous envoie d'autres messages physiques ? Repérez-les, sentez-les. C'est tout. Laissez les sensations prendre le plus de place possible en vous afin qu'elles soient très claires. Ce n'est pas le temps de les juger ni de se dire qu'elles devraient être différentes.

Ensuite, mangez votre repas. Dès que vous prendrez la dernière bouchée, observez vos sensations. Sont-elles toujours présentes ? Est-ce qu'elles sont différentes ?

Si vous notez une différence dans l'intensité des sensations, ou si elles ont complètement disparu, il y a de bonnes chances que vous mangiez non seulement pour nourrir votre corps, mais aussi pour apaiser d'autres sensations que la faim.

Au repas suivant, poursuivez l'exercice. Mangez normalement, mais prenez soin d'observer vos autres sensations que la faim au début et pendant le repas. Maintenez une attention constante. Comment ces sensations évoluent-elles ? Est-il possible de faire la différence entre la faim et ces sensations ? Est-il possible d'arrêter de manger quand la faim est apaisée, mais sans que les autres sensations ne le soient nécessairement ? Parce que c'est là le but recherché : être capable de manger pour calmer la faim physiologique et les faims sensorielles, sans aller au-delà pour calmer les sensations liées aux émotions.

Souvent, quand on y arrive, on est surpris de constater qu'on n'a vraiment pas besoin de manger autant. Un ajustement de la perception des besoins est alors nécessaire. Si cet ajustement est très important et que vous n'arrivez pas à vous détacher de votre assiette et de l'apaisement qu'elle vous apporte, la diminution des quantités peut se faire par étape. Il suffit de rester attentif à vos sensations, de comprendre qu'une partie du repas n'est pas là pour nourrir votre corps, mais bien votre esprit. Il n'est pas question de se mettre en état de privation et de couper votre repas de moitié ou des deux tiers du jour au lendemain. C'est un processus qui doit être fait graduellement, avec bienveillance.

Il est aussi possible que l'inconfort des émotions soit difficile à gérer sans nourriture. Dites-vous qu'il s'agit d'émotions de fond, d'émotions que vous ressentez tout au long de la journée et qu'en dehors de l'heure des repas, vous êtes capable de les tolérer. Le répit qu'apporte le plaisir de la nourriture est crucial, pensez-vous ? Oui, mais le but de l'exercice est précisément de se débarrasser des kilos émotionnels et d'arrêter graduellement de se servir de la nourriture comme d'une forme d'anesthésie émotionnelle. Ce sentiment de fond, déplaisant, que vous cherchez à apaiser – et qui est paradoxalement renforcé par les kilos en trop dont vous voulez vous débarrasser – n'a pas à être enduré pour le reste de vos jours. Prenez soin de vous. Cherchez à régler ces problèmes non seulement pour la question du poids, mais aussi pour la sérénité de tout le reste de votre vie.

EXERCICE

Mangez avec détachement vos aliments préférés.

1. Faites la liste des aliments que vous mangez essentiellement pour vous remplir le cœur ou apaiser vos émotions.

2. Pour chaque aliment, observez ce que vous aimez de cet aliment : son goût, sa texture, les sensations dans votre bouche, dans votre estomac. L'idée est de manger chacun des aliments de votre liste et d'observer attentivement les sensations que chacun vous procure. Il est probable que vous n'ayez jamais fait cet exercice consciemment, mais inconsciemment, votre corps a ses raisons de raffoler de cet aliment. En ressentant les sensations qui émergent en vous, rappelez-vous le plus ancien souvenir associé à cette scène. Que se passe-t-il ? Quel âge avez-vous ? Est-ce que vous êtes seul ? Avec une autre personne ? Est-ce que la saveur vous réconforte ou vous rappelle un moment heureux de votre enfance ? L'aliment est-il croquant et vous permet-il de libérer la tension dans vos mâchoires ? Le bruit de votre mastication calme-t-il votre esprit ?

3. En vous observant pendant que vous mangez l'aliment en question, en vous posant les bonnes questions, vous allez avoir des réponses insoupçonnées. Une fois que vous aurez trouvé le lien entre la sensation ressentie aujourd'hui et le souvenir qui y est rattaché, vous pourrez le briser. En comprenant que l'aliment vous donne un accès à des émotions du passé et ne comble pas un besoin du présent, vous pouvez faire le choix de combler vos besoins actuels par un autre moyen que par la nourriture.

A-t-on le droit de grignoter entre les repas ou est-ce strictement interdit ?

Au début du processus, ne mangez pas entre les repas sinon pour la collation. Les collations et les repas devraient être suffisants pour combler vos besoins. À cette étape, le grignotage risque d'être simplement une façon de calmer un stress ou de remplir un vide.

Quand vous êtes rendu assez loin dans le processus et que la faim est un signal clair que vous réussissez à identifier aisément et qui guide vos décisions alimentaires, vous pouvez commencer à manger autant de fois que nécessaire entre les repas.

Il est normal de ne pas connaître la quantité de nourriture dont le corps a besoin ou d'avoir l'impression de ne pas avoir très faim à la collation, et puis oups !, il n'y en avait pas assez pour se rendre au prochain repas. Il peut aussi être fréquent de prendre plusieurs collations dans l'avant-midi ou dans l'après-midi si les repas sont très espacés.

Il ne s'agit pas de grignoter pour grignoter, mais bien de se nourrir parce qu'on a faim. C'est une nuance importante, car si le grignotage est en fait manger pour manger, même sans faim, on doit alors évidemment se demander ce qu'on essaie de combler, dans le but de pouvoir cesser. L'idée n'est pas de se sentir coupable de grignoter, mais bien d'être conscient qu'on cherche à apaiser ou à remplir quelque chose d'autre que la faim physiologique.

Est-ce que je peux boire de l'alcool?

La première question que l'on doit se poser est de savoir si le vin (ou autre alcool), comme la nourriture, a un effet anesthésiant. Si le vin a pour but de faire baisser le stress et de geler les émotions, comme la nourriture, il faut regarder l'enjeu de face. Cela dit, couper le vin et son effet calmant peut finir par faire manger plus si on n'a pas encore appris comment ne plus s'apaiser par la nourriture... (Et c'est vrai pour bien d'autres béquilles, tous les kilos pris par les anciens fumeurs le montrent...) Donc il faut soupeser ces facteurs.

Cela dit, on peut aimer le vin pour son goût. Et ce qui est particulier avec le vin, c'est qu'il se colle de près à nos signaux corporels. La première gorgée n'a pas le même goût que la troisième. Après un certain temps, le corps nous envoie un signal de satiété et généralement, rendu là, le goût du vin n'est plus du tout aussi satisfaisant qu'au début du repas. Il suffit d'y être attentif pour savoir quand s'arrêter de boire.

Les recherches démontrent que le vin fait augmenter la consommation d'aliments[2], mais les études à long terme révèlent que la consommation modérée d'alcool n'est pas liée à l'obésité. Le risque de prendre du poids avec la consommation d'alcool est le même qu'avec la nourriture: quand il est utilisé et surconsommé pour combler des besoins émotionnels.

Est-ce qu'on peut boire des boissons gazeuses « diètes » et manger les aliments allégés qu'on aime ?

La première réponse est oui, bien sûr, vous pouvez toujours manger les aliments que vous aimez.

L'idée est de réfléchir, sans jugement aucun mais de manière très consciente, aux raisons profondes qui vous font choisir ces aliments. Le but n'est pas de vous inciter à un changement de comportement radical, mais plutôt à rester à l'écoute de vos motivations profondes. Tous les goûts sont dans la nature, et ils ne sont pas discutables. Si c'est ce que vous aimez, c'est ce que vous aimez.

Maintenant, voyons voir s'il n'y a pas une autre raison que le goût qui vous fait choisir ces aliments. Est-ce qu'il serait possible que les années de restriction vous aient habitué à ces aliments et que, maintenant, vous les mangiez plus par habitude que par goût ? Dans ce cas, essayez les formules non allégées et comparez pour voir si de nouveaux produits pourraient être aussi bons. Après, vous pourrez prendre les aliments qui vous plaisent.

Est-ce que vous les mangez en vous disant que non seulement c'est bon, mais qu'en plus c'est super de prendre moins de calories ? Si votre réponse est oui, c'est que vous êtes encore en mode privation. Il est important de faire l'exercice des interdits avec les versions non allégées pour faire la paix avec elles. Ce réflexe d'aller vers les produits allégés doit vraiment être déconstruit.

Par ailleurs, est-ce que vous mangez les aliments allégés parce que vous vous dites que vous pourrez en manger plus ? Dans ce cas, vous faites vraiment ce choix pour gérer votre poids. Il est important d'apprendre à écouter votre faim pour ne plus avoir à choisir des aliments en fonction de la quantité qu'ils vous permettent de manger, mais pour le plaisir que chaque bouchée vous procure.

Pour ce qui est des boissons gazeuses sucrées aux édulcorants, sachez que ce n'est pas idéal pour le corps d'être dupé.

Est-ce que ça change quelque chose si je suis intolérant au gluten ou aux produits laitiers, si je suis végétalien ou végétarien?

L'intention de cette démarche est de vous aider à manger quand vous avez faim et à arrêter quand vous n'avez plus faim. Et entre les deux, vous mangez ce que vous aimez, ce que votre corps vous demande.

Si vous avez choisi de cesser de manger du gluten, c'est votre choix. Mais il est important de regarder ce qui motive ce choix. En soi, choisir d'autres céréales que le blé pour se nourrir n'est pas un problème si les aliments traditionnels au gluten – les pâtes, le pain, les biscuits, les gâteaux – sont remplacés par autre chose. Et maintenant, à part les croissants et les baguettes, il est possible de tout trouver sans gluten. Cela dit, en éliminant le gluten sans le remplacer, on élimine pratiquement tout un groupe alimentaire de notre quotidien, soit une bonne partie des glucides. Cela peut avoir un impact sur la santé, car plusieurs vitamines et minéraux sont facilement fournis par les produits céréaliers.

Reste à savoir si l'élimination du gluten n'est pas une manière détournée de contrôler votre poids en éliminant tous les aliments à risque de dérape. Cette question doit être posée, et il faut y répondre honnêtement. Si la réponse est oui, c'est que vous faites un régime déguisé! Et comme pour tout régime, un jour, vous risquez d'arrêter et par conséquent de ne pas pouvoir cesser de manger les aliments que vous vous êtes interdits depuis des mois, voire des années.

Pour le végétarisme ou le végétalisme, c'est le même raisonnement. Il n'y a aucun, mais vraiment aucun problème pour la santé à être végétarien ou végétalien. On peut trouver tout ce dont on a besoin en suivant ce genre de voie alimentaire.

Cela dit, le nombre de végétariens dans les unités de traitement des troubles alimentaires peut atteindre 34 %, dépassant largement la représentativité dans la population en général, qui serait de 6,8 %[3].

De ce fait, tous les professionnels de l'alimentation doivent évaluer la possibilité que le végétarisme ou le végétalisme soient des régimes déguisés, des façons socialement acceptables de contrôler rigoureusement l'apport en calories, car il est vrai que ce sont des approches alimentaires dans lesquelles il est particulièrement facile de choisir des aliments à faible apport énergétique. Ce type de diète permet aussi d'éviter de manger comme le reste de la famille ou chez des amis, ou peut être une excuse pour ne manger que les légumes qui sont servis. De plus, la personne qui agit ainsi et qui a un trouble alimentaire arrive souvent à se convaincre elle-même qu'elle le fait par conviction.

Si vous constatez que vous mangez très peu et que vous surveillez beaucoup votre alimentation et/ou que par moments vous en perdez le contrôle de votre alimentation, il est très possible que vous souffriez d'un trouble alimentaire. Le végétarisme peut vous donner l'impression de vous aider à vous contrôler, mais c'est de votre santé mentale qu'il est question ici. Une fois guéri, on peut faire tous les choix qui se présentent à nous. Et ce sera alors un choix, pas une prison.

Moi, je grossis à vue d'œil à cause de la ménopause. Au secours!

La ménopause est un moment important dans la vie des femmes. Pour certaines, c'est une libération. Elles se sentent pleines de force et de vitalité, et profitent de ce moment pour faire dans leur style de vie des changements qui auront un impact positif sur leur santé à long terme.

Par contre, pour d'autres, même si elles ont, pour la majorité, déjà renoncé au désir d'enfanter, l'arrêt définitif de la fertilité présente une autre réalité: celle de vieillir. Dans une société où la jeunesse est très valorisée, la ménopause leur donne l'impression que leurs belles années sont derrière elles.

Cette étape apporte aussi à la majorité des femmes de réels inconforts physiques, tels que des bouffées de chaleur et de l'insomnie. Certains spécialistes avancent que la façon de se préparer à ces changements peut avoir un impact sur l'intensité des symptômes. Plus cette étape naturelle est vécue sainement et sereinement, moins gênants seront les symptômes[4].

Comme lors de la puberté, le changement hormonal amène des modifications morphologiques. Il y a notamment une diminution du tonus musculaire, qui entraîne une diminution du métabolisme de base et un changement de morphologie. Sans la moindre prise de poids, le corps se modifie. La disposition corporelle du tissu adipeux se rapproche plus de celle des hommes et donc augmente au niveau du ventre. Ce changement dans la disposition du gras corporel est souvent très mal accepté, bien qu'il soit tout à fait normal. Les femmes peuvent ne pas accepter d'avoir un ventre, alors qu'elles n'en avaient jamais eu auparavant.

Pour une femme qui n'a jamais écouté ses signaux de faim et de satiété et qui continue de manger comme elle l'a toujours fait, ces changements physiques peuvent amener une prise de poids. Le corps ralentit. Les apports alimentaires doivent donc nécessairement être ajustés en conséquence. En écoutant les signaux de faim et de satiété, on peut négocier ce virage sans prise de poids, mais il faut s'attendre à moins manger et donc à devoir ajuster la faim de la bouche et du cœur...

Pour celles qui aimeraient retrouver leur poids naturel, soyez rassurées: il n'est jamais trop tard pour le faire. Même durant et après la ménopause, en étant à l'écoute de ses signaux de faim et de satiété, il est possible de perdre le poids pris durant cette étape de changements. Ce qu'il faut, c'est oublier complètement les anciens repères relativement aux quantités. Et cette étape est difficile.

Réaliser à quel point on n'a plus besoin d'autant de nourriture qu'avant peut s'avérer être une grande déception. De nombreuses femmes qui, en se mettant à l'écoute de leurs signaux de faim et de satiété, se rendent compte qu'elles n'ont plus à manger autant pour être repues (en comparaison avec leur vie d'avant la ménopause), vivent dès lors une peur réelle de manquer de nourriture. Parfois, on parle de la moitié moins de nourriture qu'avant...

L'important est d'entreprendre le processus par le commencement et de maintenir l'objectif de retrouver le signal de la faim pour manger aussi souvent qu'il est ressenti.

Les femmes en ménopause peuvent suivre l'approche proposée dans ce livre sans problème et sans indication spéciale, sinon que de porter une attention particulière, au début, aux quantités consommées lors des repas principaux.

Mot de Guylaine

La majorité des femmes qui me consultent ont entre 40 ans et 60 ans. C'est donc dire que j'ai pas mal d'expérience avec la ménopause et, honnêtement, le parcours est le même pour une femme de 40 ans que pour une femme de 60 ans. La démarche s'adapte autour des blocages et des années de privation, et non pas autour de la ménopause. Chaque histoire est différente, et ce qui est important pour moi est d'aider la personne à reconnaître ses besoins et à vivre ses émotions sans les manger, de l'aider à sortir de la prison des privations. C'est ce qui lui apportera le plus de satisfaction. La ménopause peut être un excellent moment pour commencer ce processus de reconnexion à soi, car souvent, les enfants ne sont plus à la maison, la carrière est établie ou les plans pour la retraite commencent à prendre forme. Ce travail aide à vivre cette transition et le corps continue de vouloir retourner à son poids naturel, quel que soit l'âge.

Les antidépresseurs ont détraqué mon appétit. Que dois-je faire?

La faim liée aux médicaments peut être détectée et contournée. Cela demande de faire de bons efforts pour s'observer et de chercher à reconnaître précisément les signaux qu'envoie le corps, mais quand on y porte bien attention, on reconnaît cette fausse faim liée à la prise de médicaments.

Si vos antidépresseurs vous font prendre du poids, il est important de manger vos trois repas et vos trois collations régulièrement. Si vous avez faim une heure après le repas, observez cette faim et notez en quoi elle est différente de ce que vous ressentez avant de manger aux heures des repas.

Une fois que vous aurez identifié cette sensation, lorsqu'elle se représentera, vous saurez qu'il ne faut pas en tenir compte. Cette faim est très déplaisante, mais l'avantage est qu'elle n'augmente pas, qu'elle reste toujours au même niveau, comme un bruit de fond. Il n'y a pas d'autre solution que de la reconnaître et de ne pas en tenir compte. Parfois, boire de l'eau ou un autre liquide comme une tisane ou du thé peut aider à apaiser cette sensation. Il ne faut évidemment jamais faire cela pour étouffer une vraie faim, mais les signaux qu'envoient les antidépresseurs ne sont pas de vrais signaux de faim.

Est-ce que je peux continuer à me préoccuper d'alimentation « santé » ou êtes-vous en train de dire que ce n'est plus important et que le *fast food,* c'est ok?

La réponse est oui et non à toutes ces questions.

La vraie question est comment acquérir les bons réflexes pour que je puisse, de manière intuitive, apprendre à nourrir mon corps avec des aliments qui sont bons pour lui et sans me sentir privé ni au régime.

La ligne est mince entre le faire pour les bonnes raisons (prendre soin de soi) et le faire pour les mauvaises (contrôler son alimentation de peur de prendre du poids). L'un est motivé par le plaisir, l'autre par la peur.

Il est possible d'entreprendre les démarches dont il est question dans ce livre et de changer ses habitudes alimentaires pour manger plus de produits frais, de végétaux, délaisser le *fast-food*, etc., comme il est possible de laisser plus de place, de façon zen, à quelques plaisirs coupables. Mais sachez qu'il faut du temps, beaucoup de temps au corps pour se construire de nouveaux repères alimentaires, et c'est ce à quoi vous aurez à faire face si vous choisissez de prendre une autre direction que celle que vous avez prise depuis votre enfance. Le changement est possible, mais ne soyez pas surpris d'avoir de temps en temps des goûts qui vous ramènent en arrière. C'est le programme de base qui se manifeste. Il faut l'accepter. La rigidité peut nuire. Si on accepte d'être flexible, on intègre doucement les nouveaux aliments et ils deviennent notre nouvelle manière de nous alimenter.

L'adage qui dit « chassez le naturel et il revient au galop » est particulièrement vrai pour notre alimentation. Prévoyez intégrer ces changements dans des mois, voire des années, au lieu de demain matin. Allez-y doucement et acceptez de manger les aliments que vous avez choisi de ne plus manger quand votre corps les demande avec ardeur. Vous négocierez le virage avec beaucoup plus de facilité.

Cela dit, on peut choisir de se nourrir différemment – on pense notamment à la mode des régimes végétaliens ou végétariens, à la passion généralisée pour le chia ou le kale ou le locavorisme... Mais comment faire pour éviter de retomber dans un carcan alimentaire ?

Il faut garder le cap général de la liberté et de la flexibilité alimentaire, y intégrer un raisonnement sain et mûr concernant les grands enjeux de santé, d'économie et d'écologie qui nous intéressent, tout en regardant en face les risques de tomber dans un trouble alimentaire. Nous tenons à vous aider à voir, à réaliser et à sentir quelle est la vraie raison de faire ces choix : est-ce réellement une question de valeurs éthiques ou environnementales, ou est-ce une question de contrôle ?

Devrait-on manger uniquement bio?

Manger bio est cher, il n'y a aucun doute là-dessus. De plus, si demain matin toute la planète commençait à manger bio, on ne pourrait pas nourrir tout le monde (comme si on y arrivait déjà..., mais ça, c'est un autre débat).

Cela dit, quand on devient de plus en plus conscient de ses choix alimentaires, on constate que les aliments que l'on choisit et qui entrent dans notre corps deviennent nous. La vitamine C de la pomme devient ma vitamine C, et les acides aminés qui viennent des protéines du poulet que je mange servent de matériaux de base pour construire mes muscles ou produire mes hormones.

Il est donc normal de chercher les aliments les plus naturels possibles, mais tomber dans l'obsession du pur et du parfait est un piège à éviter, et ce trouble alimentaire s'appelle « orthorexie ». Pour la personne qui en souffre, les aliments doivent présenter une qualité nutritionnelle qu'elle juge maximale. Rien n'est mangé qui ne réponde aux critères choisis. Elle ne doute pas une seconde que les aliments deviennent partie intégrante d'elle-même, au point de devenir obsessive et extrêmement rigide. Le problème passe souvent sous le radar, car l'entourage félicite ou admire la volonté dont cette personne fait preuve. Sauf que pour cette dernière, bien qu'elle ressente le pouvoir qu'elle a sur son alimentation comme quelque chose de positif, la peur de mettre de mauvais aliments dans son corps est omniprésente, et les sorties au resto ou les repas chez des amis nécessitent une organisation monstre et sont une source de stress immense, lorsqu'ils sont encore possibles...

Si vous sentez que votre vie tourne autour du contrôle, la prochaine étape est de voir si vous gérez votre anxiété par le contrôle de votre alimentation. Si c'est le cas, il est important de prendre conscience que le trouble alimentaire est une maladie et qu'on peut en guérir.

Je suis en attente d'une chirurgie bariatrique de type *bypass*. Est-ce que je devrais aller de l'avant?

La question vaut la peine d'y réfléchir, et on peut y répondre par ceci : prenez la décision de vous faire opérer après avoir réglé vos compulsions et une fois que vous serez clairement capable de ressentir la faim et la satiété. Votre qualité de vie postchirurgie en sera grandement améliorée.

Voici pourquoi.

La chirurgie bariatrique avec dérivation (*bypass*) est une intervention irréversible. De plus, la pulsion des compulsions ne s'évapore pas comme par magie parce que l'estomac devient plus petit. La littérature est remplie d'exemples de rupture des points, car les personnes opérées ne peuvent s'empêcher de manger avant que les cicatrices internes ne soient bien fermées. Ces cas demeurent assez rares, mais ils existent.

La chirurgie bariatrique est une solution de dernier recours. Quand tout a été essayé et que rien n'a fonctionné, le poids a toujours augmenté. À cette étape, les gens sont souvent au bout de leurs ressources. La chirurgie devient alors la lumière au bout du tunnel.

De 2 % à 5 % de la population souffre d'hyperphagie boulimique, ce qui est un trouble alimentaire caractérisé par des crises d'hyperphagie, soit l'absorption dans un délai assez restreint (par exemple en deux heures) d'une quantité d'aliments considérée plus grande que la normale. Chez les personnes qui fréquentent des centres d'amaigrissement, la prévalence de ce trouble est de 30 %, et elle est de 30 % à 50 % chez les personnes considérées comme « obèses », selon l'indice de masse corporelle (IMC) qui évalue la corpulence[5]. Il est donc très clair que beaucoup de personnes atteintes d'un trouble alimentaire n'ont pas reçu le traitement adéquat pour leur maladie et vont de régime en régime en souhaitant régler le problème que le régime crée : les compulsions. Au lieu de marcher vers leur but, elles s'en éloignent donc, et lorsqu'elles n'en peuvent plus, on leur suggère… une autre forme de régime.

Car il ne faut pas oublier que l'opération crée en fait une malabsorption. Cela veut dire que ce qui est mangé passe « tout droit ». On s'assure non seulement qu'une très petite quantité d'aliments sera consommée en réduisant la taille de l'estomac, mais aussi qu'elle ne sera pas digérée. On se retrouve donc à faire un régime à vie sans possibilité de retour en arrière, car l'opération est irréversible.

La perte de poids qui survient est habituellement phénoménale. Rien de tel n'est observé avec aucun autre traitement de perte de poids.

Sauf que…

Se faire enlever une partie de l'estomac ne guérit pas les problèmes de santé mentale des personnes qui souffrent d'un trouble alimentaire.

La reprise du poids existe donc bel et bien chez les personnes opérées[6]. Le corps a une plasticité, et à force de manger et de forcer l'estomac à sa pleine capacité, ce dernier s'ajuste, ce qui fait qu'au final le poids perdu est repris. Sans compter tous les inconforts physiques qui surviennent quand trop d'aliments sont consommés : vomissements, diarrhées, étourdissements (secondaires aux sucres qui arrivent trop vite dans le sang à cause du phénomène appelé « syndrome de chasse »). Après la chirurgie, le prix à payer pour un excès alimentaire est élevé, et croire que l'opération dissuadera à elle seule la personne de compulser relève de la pensée magique. La compulsion est un trouble mental, une adaptation à une gestion inadéquate des émotions. C'est le moyen que la personne a à sa disposition pour calmer son mal-être. Ce n'est pas un truc qui passe comme ça par la tête et qui disparaît quand on se change les idées. Dans cette optique, avoir recours au bistouri pour traiter un problème de nature psychologique est étonnant.

L'impact sur l'image corporelle est aussi à considérer. Souvent, la chirurgie bariatrique est la première d'une longue liste d'interventions chirurgicales, à cause du redrapage que nécessite une perte de poids draconienne. Avant l'opération, la personne à trop de poids ; après, elle a trop de peau. L'estime de soi n'est donc pas toujours au rendez-vous.

Les gens veulent améliorer leur sort et leur santé, et personne ne juge le désir très légitime de vouloir être bien dans sa peau. Sauf qu'avant de prendre une décision aussi importante, il faut être bien informé des conséquences probables de l'opération, bonnes et surtout mauvaises, sur la qualité de vie.

Malheureusement, on a l'impression qu'on est laissé à son sort dans un système imparfait. Si les gens recevaient de l'aide adaptée à leurs troubles compulsifs *avant* de peser 150 kilos, au lieu d'être dirigés par toute la société et – avouons-le – par le corps médical vers un autre régime causant la reprise de poids, nous sommes persuadées qu'on pourrait renverser la vapeur et éviter qu'après une vie de mauvais conseils tant de gens aient recours à une intervention chirurgicale des plus invasives sur des organes sains. C'est comme si on leur disait : On s'est trompé en vous conseillant les régimes et maintenant, c'est à vous de payer notre erreur avec votre qualité de vie. »

En fait, c'est encore plus tordu que ça, parce que personne ne prend la responsabilité des mauvaises recommandations. À la place, on met la faute sur les gens qui ont « échoué ». Ce sont eux qui ont manqué de volonté, ce n'est pas la faute des régimes ! Ils auraient dû trouver le bon avant d'arriver à la chirurgie bariatrique... C'est tellement injuste pour toutes ces personnes qui n'ont pas su – ou pas pu – avant qu'il ne soit trop tard, bénéficier de bons services. On paie la chirurgie, mais pas les traitements psychologiques et nutritionnels pour guérir l'hyperphagie. C'est d'une incohérence hallucinante. Combien de personnes pourraient être traitées et ainsi éviter la chirurgie pour le coût d'une seule intervention?

Il faut chercher à aider des gens vraiment souffrants à s'en sortir autrement qu'en les obligeant à se restreindre de manger.

Mot de Guylaine

J'apprends toujours beaucoup en allant au congrès américain de la Binge Eating Disorder Assocation (BEDA). Ce congrès me permet, entre autres, de rencontrer mes confrères, car cette association reconnaît l'apport des nutritionnistes dans le traitement des troubles alimentaires et nous réserve une journée de conférences. Cependant, le faible taux de participation m'impressionne toujours. Quelque 300 personnes seulement y participent année après année. Imaginez, 300 professionnels pour toute l'Amérique du Nord. Pourtant, l'hyperphagie est le trouble alimentaire qui touche le plus de gens! Ce congrès devrait être aussi populaire que ceux sur l'obésité, où des milliers de personnes se retrouvent pour discuter de ses différents enjeux. On dirait que, collectivement, tout le monde ferme les yeux...

J'ai déjà eu une chirurgie bariatrique. Est-ce que cette approche me convient?

Tout à fait! Il n'est jamais trop tard pour comprendre les raisons profondes qui nous poussent à manger et à manger trop. Vous pouvez cependant ajuster les recommandations à votre situation. Par exemple, si manger trop de sucre vous donne la nausée, allez-y selon votre tolérance pour la réintroduction des interdits. Ça ne fera qu'allonger un peu le processus.

J'ai envie de faire une «détox» pour «débloquer» mon système avant de suivre le plan en 6 semaines. Est-ce une bonne idée?

Non, non et non!

On ne «débloque» pas le système en le privant. Cela revient à lui dire de faire plus de réserves! C'est le plus contre-productif des comportements. On fait peur au corps, et il se met en mode famine pour protéger ses réserves.

En outre, les «détox» peuvent être l'amorce de troubles alimentaires. Se restreindre de manger pendant plusieurs jours pour nettoyer son système n'est pas sans risque.

Cela dit, les personnes qui s'écoutent bien, respectent leur appétit et ne risquent pas de tomber dans l'obsession sont libres d'essayer ce qu'elles veulent pour améliorer leur santé et si la cure de jus ou le jeûne vous tente, c'est votre choix. Toutefois, restez quand même à l'affût et au moindre signe de dérapage vers le contrôle alimentaire et le désir de maigrir, il faut arrêter. Même si les « détox » sont toujours faites sur un court laps de temps, prudence et vigilance sont de mise.

J'ai entendu dire que le sucre était toxique pour mon corps, qu'en pensez-vous ?

Le sucre suscite de l'intérêt depuis très longtemps. Avant, on l'évitait clairement en disant qu'il faisait engraisser. On parlait des fameux 4 P – pain, pâtes, pâtisserie, patates. Les régimes jadis à la mode réduisaient le taux de glucides au point d'éviter les fruits et même les carottes !

Notre époque est plus raffinée : on n'évite plus le sucre parce qu'il fait grossir, mais parce que c'est une molécule qui, supposément, crée une dépendance (le sucre appelle le sucre). Le sucre est maintenant mauvais pour la santé, rien de moins. On le remplace donc par des substituts dits « naturels ». Tout a un goût sucré, mais sans le sucre toxique. Un véritable non-sens pour le système.

Ce qui crée cette supposée dépendance est et reste la privation, qu'elle soit réelle ou simplement imaginaire. S'interdire le sucre crée un goût pour plus de sucre. Les interdits créent l'attrait.

Mot de Guylaine

Dans tous les congrès sur les troubles alimentaires auxquels j'ai assisté, la règle proposée par les spécialistes pour favoriser la guérison est toujours la même : on doit réintroduire tous les aliments, sans exception et sans privation, pour cesser tout contrôle alimentaire et assurer le retour à une alimentation normale. De plus, ma pratique le confirme : ce qui génère l'envie est soit la privation, soit la quête d'apaisement émotionnel. Le retour de tous les aliments dans l'alimentation n'exacerbe pas le désir d'un aliment en particulier une fois sa réintroduction terminée. Le problème, encore une fois, ce n'est pas l'aliment – ici le sucre – mais le comportement que l'on a envers lui. Quand on règle toute relation toxique à la nourriture, on a moins envie de manger du sucre, et ce, sans avoir à se priver, le goût pour le sucre étant tout simplement atténué, voire disparu.

7 Chapitre

À bas les régimes !

Les sujets abordés ici ne sont pas de ceux dont on traite souvent dans les pages politiques ou économiques des journaux, ni dans les grands débats de société, et encore moins dans les sermons du dimanche à l'église ou dans les cours de philosophie. Traditionnellement, ce sont des sujets qui ont toujours été relégués aux pages santé, bien-être ou style de vie des journaux et des magazines. Pourtant, ce sont des questions qui vont bien au-delà de notre conversation avec nous-mêmes devant un miroir, un pèse-personne ou une assiette de poulet frit.

Le poids et l'alimentation sont au cœur du fonctionnement de nos sociétés et de notre civilisation. Rien de moins. On devrait y réfléchir et en discuter publiquement, démocratiquement, beaucoup plus souvent, et pas uniquement pour dire qu'il y a une «épidémie d'obésité» – expression particulièrement alarmiste et qui rime beaucoup trop avec culpabilité – ou pour demander si telle ou telle vedette est enceinte ou a seulement pris du poids. S'il vous plaît.

Trop, c'est trop

Pensez-y. Dans les pays industrialisés, en à peine plus d'un demi-siècle, les êtres vivants que nous sommes, en quête constante de calories, parce que programmés physiologiquement, génétiquement, socialement et culturellement depuis des millénaires pour chercher et stocker de l'énergie dès qu'il y en a, se sont retrouvés dans un univers d'abondance où il faut se demander comment *moins* manger.

Entre la menace de famine constante de nos ancêtres et les buffets à volonté à prix réduit, disons qu'il y a une grande marge. Il s'agit d'un virage majeur en un bien court laps de temps. Il est normal, dans ce contexte, qu'on ait un peu de difficulté à gérer ce changement radical. La fameuse «épidémie d'obésité», dont les médias parlent constamment, et l'augmentation du poids de la population en général n'ont rien d'étonnant quand on regarde la situation dans son ensemble.

Imaginez. Depuis des millénaires, de génération en génération, on apprend aux enfants comment manger pour survivre, comment veiller à la poursuite de leur existence en allant chercher tant qu'ils le peuvent le plus d'énergie possible dans les plantes et les animaux qui les entourent : extraire de l'huile des olives, trouver la farine dans le blé, faire sécher le poisson pour en avoir durant tout l'hiver, utiliser le moindre élément du cochon que l'on abat, de ses tripes à son museau...

Faire des réserves fait partie intégrante de cette stratégie. L'histoire de l'humanité tourne autour de la quête d'aliments, de leur consommation et des moyens de tirer le meilleur parti de la nature pour veiller à notre alimentation dans un contexte global de rareté, ou du moins où rien ne doit être tenu pour acquis. Et il y a bien des endroits de la planète où c'est encore ainsi.

Or, dans les pays industrialisés, on a fait un virage à 180 degrés il y a à peine plus d'un demi-siècle. Il y a trop de calories disponibles pour notre bien, partout et en tout temps. La nourriture est omniprésente : dans les stades, les écoles, au cinéma, dans les postes d'essence... Et comme on est encore programmé comme nos ancêtres à sauter sur une calorie quand elle passe, on finit par en manger trop. Et il n'y a rien d'étonnant à ça.

Ce qui est hallucinant, c'est de réussir à faire marche arrière, alors que nous roulons dans une seule direction depuis des siècles et des siècles.

Nous sommes en train d'apprendre à dire non, ou pas maintenant, et de montrer à nos enfants à moins manger et non pas à systématiquement finir leur assiette. Juste ça, parvenir à se convaincre soi-même que finir un plat n'est pas obligatoire, voire que ce n'est pas mauvais moralement, est un effort qui entre en conflit avec des valeurs profondes qui nous ont été inculquées durant l'enfance. Faisons donc preuve de compassion et de soutien moral pour nous-mêmes, qui avons ce défi à relever.

Avons-nous d'autres choix? Savoir dire non à l'offre constante de nourriture dans notre vie de tous les jours est devenu *essentiel*. Tout comme réussir à convaincre notre corps qu'il n'a plus besoin de paniquer et de stocker des réserves, car la famine n'est pas à la porte.

Rien de cela ne se fait du jour au lendemain.

Des paradoxes

Il n'est pas aberrant qu'on ait de la difficulté à ne pas manger de bonbons ou de malbouffe quand il y en a partout, tout le temps. Il n'est pas aberrant non plus qu'on ait de la difficulté à manger surtout des produits frais et naturellement faibles en calories, parce que le système économique actuel, avec ses subventions et sa structure industrielle, fait que bien des aliments très riches en calories et faibles en nutriments sont moins chers que le reste. Pourtant, les directives de santé publique, proposées par des politiques et des fonctionnaires obsédés par l'obésité, demandent constamment aux gens de manger des fruits, des légumes, des poissons frais et autres, des produits que le système commercial rend plus onéreux.

La démarche de chacun face au poids, très personnelle, très individuelle, s'inscrit donc dans un contexte économique, historique et politique vaste et complexe. Savoir cela n'incite personne à régler son problème bien concret de cholestérol ou à perdre les kilos qui le rendent malheureux. Mais nous croyons que cela nous aide à mettre les choses en perspective et à mieux manœuvrer face à notre environnement quotidien.

Comme rien de cela ne cessera du jour au lendemain, il faut apprendre à vivre avec cette surabondance et cette réalité économique en recentrant notre consommation sur nos besoins personnels et en choisissant quoi manger non plus en fonction de l'offre, mais uniquement en fonction de nos propres demandes. Qu'est-ce que je peux me procurer qui remplit *mes besoins* énergétiques et sensoriels *à moi*?

Ce n'est pas égoïste

Cette attitude est-elle égoïste? Pas du tout.

Nos kilos en trop sont directement liés à notre suralimentation consciente ou inconsciente et à notre surutilisation de moyens de transport inactifs, bref, à notre surconsommation de solutions toutes faites qui chaque jour nous font bouger un peu moins et manger un peu plus. Le tout pendant qu'une autre partie de la planète, elle, manque de nourriture, de conditions de vie adéquates et de justice, et qu'elle travaille pour nous fournir des biens et des services facilitant notre vie, en commençant par des aliments pas chers.

Ne vous inquiétez pas. On ne vous fera pas le même coup que vos parents et grands-parents qui vous disaient « Finis ton assiette, pense aux enfants du Biafra qui meurent de faim » en vous servant la version inverse : « Arrête de manger, pense aux enfants qui ont été exploités à l'autre bout du monde pour que tu aies des crevettes pas chères à ton supermarché. » ou « Arrête de manger, pense à tous les pesticides qui ont été utilisés pour tes fraises en janvier... »

De la même façon qu'il était absurde de forcer des enfants à finir leur assiette alors que leur estomac était déjà plein, il serait absurde aujourd'hui de culpabiliser les mangeurs. Quand on a faim, on a faim : il est normal qu'on veuille manger, et pas du tout qu'on nous fasse la morale sur l'avenir du monde.

Cela dit, une fois qu'on a bien pensé à soi, qu'on a réussi à comprendre pourquoi on mange trop et pourquoi on traîne du poids en trop, une fois qu'on a réglé ses problèmes personnels et qu'on a commencé à moins manger, que se passe-t-il ? Il se passe qu'on consomme moins, et que si tous, on faisait ces gestes, on pourrait enfin voir s'esquisser un système alimentaire planétaire qui aurait un peu plus d'allure.

En d'autres mots, on fait d'une pierre deux coups. En s'aidant soi-même, on aide la planète. On ne croit pas que c'est la solution miracle à la faim dans le monde, mais ce serait quand même un début.

La lutte contre le gaspillage alimentaire est l'un des objectifs de l'Organisation des Nations unies pour l'alimentation et l'agriculture (FAO), qui supervise les questions agroalimentaires mondiales. Selon la FAO, si on réduisait notre gaspillage alimentaire d'un quart – et une grosse partie de ce gaspillage a lieu à la maison – on pourrait nourrir 870 millions de personnes de plus sur la planète[1].

Ce chiffre est tout simplement hallucinant. Imaginez si on réduisait notre gaspillage de moitié.

Quand on parle de gaspillage, on parle de tout ce que l'on jette parce que c'est moisi, séché, tourné, parce qu'on n'en veut plus, parce qu'on ne se donne pas la peine de le cuisiner autrement. On gaspille aussi les fruits et légumes qu'on trouve laids ou les morceaux de viande qu'on ne sait plus comment apprêter (nos ancêtres savaient beaucoup mieux que nous comment ne rien perdre, mais la fameuse surabondance nous a fait oublier ce savoir).

Finalement, les kilos en trop que nous traînons tous, dont nous ne voulons pas, n'est-ce pas là aussi une forme de consommation alimentaire non optimale ?

Si on apprenait tous à satisfaire nos besoins personnels de façon naturellement mieux équilibrée, la demande alimentaire des pays industrialisés serait moins folle, et cela pourrait faire baisser la pression sur la capacité mondiale de production alimentaire. Ce serait une façon d'éliminer une forme de gaspillage invisible. Ne serait-ce pas un bon premier pas pour aider la planète à mieux nourrir tout le monde? N'est-ce pas une conséquence heureuse du choix de mieux s'alimenter?

Mot de Marie-Claude

Quand on mange, il faut d'abord et avant tout penser à soi, à ses propres besoins nutritifs, et il faut inculquer cette valeur à nos enfants. Mais manger est aussi un acte de consommation, et tout acte de consommation est un acte politique, un choix. Autant la fameuse phrase de nos parents sur les enfants affamés en Afrique pour nous convaincre de finir notre assiette était absurde (ce n'est pas comme si le reste de l'assiette allait être envoyé directement en Somalie), autant choisir de moins consommer ou de consommer différemment pour aider les enfants pauvres dans les pays où on s'approvisionne en aliments peut avoir un réel impact. Par exemple, manger cinq crevettes achetées à un juste prix, pour que les pêcheurs soient bien payés et que l'environnement ne soit pas abîmé, au lieu de dix crevettes achetées à un prix dérisoire – ce qui incite le producteur à payer peu ses employés et à prendre des raccourcis dans ses méthodes de pêche ou d'élevage – peut être une décision bénéfique pour tous. De la même façon, consommer des produits éthiques est meilleur pour la planète et pour les gens qui ont à vivre avec les pesticides dans les communautés agricoles d'où viennent les produits que l'on consomme. Ces produits équitables et bio sont plus chers, certes. Mais en mangeant moins, on peut se les offrir en gardant le même budget. C'est aussi ça, apprendre à manger moins et à manger mieux.

Ici aussi

On parle des conséquences de notre surconsommation sur l'équilibre de la planète, mais des questions importantes se posent aussi chez nous. Un des grands mouvements des vingt dernières années, en alimentation, est le retour au choix de produits alimentaires locaux.

Quelle est la logique derrière tout cela?

On veut encourager les fermiers d'ici, dont le travail contribue à notre qualité de vie à tous. Que ferait-on sans eux pour faire vibrer nos campagnes, pour poursuivre notre culture, nos traditions, pour garder la Terre en vie? On a besoin d'eux pour l'équilibre de notre société, pour sa diversité. De plus, si on veut maintenir une certaine souveraineté alimentaire et ne pas déléguer toute notre production de nourriture à des pays où tout coûte moins cher, mais où on n'a aucun contrôle démocratique sur les lois du travail, de la santé et de l'environnement, il faut prendre soin d'eux.

Surtout qu'importer des aliments du bout du monde a aussi un prix environnemental. Il faut brûler de l'énergie pour faire venir tout ça ici. À part quelques écolos dévoués, il n'y a pas grand monde qui transporte sa nourriture à la voile!

Comment peut-on réfléchir à ces questions, faire des choix appropriés, si on n'a que le poids en tête?

Mot de Marie-Claude

Parfois, j'écoute parler les grands chefs, les producteurs de vin nature, les fermiers les plus avant-gardistes et inspirants, et j'ai juste envie de les interrompre et de leur dire: « Tous vos super messages sur la richesse de vos produits sauvages ou bio, sur les vertus de l'alimentation locale et naturelle, sur l'importance de transmettre le patrimoine gastronomique de nos sociétés de génération en génération, sur le rôle crucial des repas en famille et sur comment il faut tellement apprendre à nos enfants la valeur du goût, comprenez-vous qu'ils se heurtent à une réalité omniprésente dans la vie de 80 % de la population: leur insatisfaction et leurs inquiétudes face à leur poids ou leur apparence physique? Quand vous parlez, tout ce qui passe dans la tête d'une majorité de personnes, c'est essentiellement: "Oui, mais est-ce que ça me fera grossir?" »

Au-delà des kilos

Il serait étonnant que vous cherchiez à régler vos problèmes de poids pour aider la planète, mais c'en est une conséquence indirecte et cruciale, car les questions que l'on se pose pour apprendre à devenir un mangeur intuitif sont aussi au cœur d'un questionnement qu'on pourrait avoir face à la surconsommation en général: Que cherche-t-on au juste à travers toute cette consommation? Que veut-on apaiser en achetant et en mangeant? Que cherche-t-on à remplir en maigrissant?

Les recherches – dont une grande étude menée au Québec[2] – disent qu'on cherche le bien-être. Mais qu'est-ce exactement que ce bien-être? Avoir l'impression d'être aussi mince que ces vedettes toutes souriantes à la télé? Que la voisine, que le collègue, que l'ami?

Ce sont des questions arrogantes, mais qui doivent être posées, et certainement pas pour vous décourager de vouloir perdre des kilos. On l'a dit assez souvent: on est *pour* la perte de kilos. On aime quand les gens se débarrassent des kilos qui les séparent de leur poids naturel, de leur santé et de leur bien-être. Cependant, ces questions doivent être posées pour vous aider à avancer.

Nous croyons même que les politiques de santé publique devraient aborder ces questions. Et qu'on débatte collectivement de l'importance de l'élément psychologique dans le gain et la perte de poids. Peut-être qu'on dépenserait mieux notre argent en soins de santé si on pensait à la prévention des excès plutôt qu'à la guérison des conséquences des excès. Imaginez si les soins de santé mentale étaient mieux couverts par le régime public, comme il serait plus facile d'avoir de l'aide pour prévenir autant les problèmes de surpoids que les autres problèmes coûteux, comme la dépendance au jeu, aux drogues, à l'alcool...

Mot de Guylaine

Tout le monde aime dire que dans la vie, il faut avoir « un esprit sain dans un corps sain ». Mais quand on parle de poids, aujourd'hui, on dirait qu'on oublie ce concept pourtant vieux comme le monde. On discute de quoi, de quand et de combien manger, comme si c'était un geste détaché de notre esprit. Mais le corps et l'esprit sont totalement branchés.

Manger, fondamentalement, c'est aller chercher l'énergie qui nous permet de vivre, et donc d'accomplir ce qu'on est venu faire sur Terre. Comment mettre notre cœur dans nos passions si toute notre énergie nous sert à détester notre corps ou à ne pas manger (ou les deux) ?

On n'a pas non plus à s'en vouloir d'être en questionnement. La vie nous offre des occasions de se tourner vers soi et d'en apprendre davantage. Quand on la prend de cette manière, rien n'est plus une catastrophe ou un problème, mais tout est une occasion de grandir, de guérir. C'est pour ça que je reste convaincue qu'il faut toujours garder espoir et trouver les moyens de ne plus vivre coincé dans un corps dont on a l'impression qu'il n'est pas le nôtre. Il faut découvrir la façon, équilibrée et sensée, de trouver ou de retrouver ce corps. Vous méritez de mordre dans la vie, de vous lever le matin convaincu d'être là pour une raison qui est plus grande que vous-même.

Vous êtes sûr que vos kilos en trop vous empêchent d'obtenir la promotion dont vous rêvez? Mais comment avoir l'énergie d'aller chercher la promotion ou un autre emploi si vous êtes constamment au régime? Vous êtes convaincu que les kilos en moins charmeront toutes les femmes? Mais comment allez-vous les convaincre de vous aimer si vous avez des doutes sur votre propre amabilité?

Toute la thèse de Naomie Wolf, dans *The Beauty Myth*[3], et de Susie Orbach, dans *Fat is a Feminist Issue*[4], est que les régimes et la pression pour atteindre la minceur privent les femmes – et on ajouterait maintenant de plus en plus les hommes – de l'énergie dont elles ont besoin pour changer le monde.

La lutte contre les kilos nous fait perdre une énergie qu'on pourrait utiliser autrement, pour notre famille, pour la personne qu'on aime, pour changer le monde, pour inventer, pour aider ou autre, et de cette manière, pour se sentir beaucoup mieux dans sa tête et son cœur parce que, disons-le, c'est tellement souvent ça qui nous aide à nous sentir vraiment «gagnant».

Mot de Marie-Claude

En juin 2016, j'ai passé une soirée avec deux des membres du collectif russe Pussy Riot et je leur ai demandé de m'expliquer pourquoi elles avaient dit: «Let's riot not diet.» (La révolution, pas un régime – en anglais, ça rime) lors d'une présentation quelques minutes plus tôt. «Ce qui arrive», m'a expliqué l'une d'elles qui tenait à rester anonyme, même si elle avait enlevé sa cagoule rouge pour notre conversation, «c'est que les femmes russes se préoccupent trop de leur poids à un moment crucial de l'histoire politique du pays. » La Russie, a-t-elle continué, vit des moments difficiles. Il n'y a pas de réelle démocratie. La liberté de parole, la liberté politique, la liberté d'aimer qui on veut, toutes les libertés sont constamment remises en question. Ce sont des sujets graves. Le pays a besoin de l'énergie de toutes les personnes engagées pour lutter contre cet obscurantisme. Ce n'est pas le temps de se désoler en se regardant dans le miroir, de se priver de nourriture, d'être fatigué et irrité, bref de faire un régime. À bas les régimes!

Se regarder dans les yeux

Réglons la question du poids une fois pour toutes.

Et en même temps, pourquoi n'essaierait-on pas de renouer avec soi-même? Apprendre à apprécier ce personnage que l'on trouve trop gros, trop laid, trop bête, trop nul, trop paresseux, trop insipide, etc. On ne s'en sort pas, même si c'est désagréable à entendre: les kilos en moins ne feront pas de nous une Marilyn Monroe, un Clint Eastwood, une Michelle Obama, un Bill Gates ou une Céline Dion, mais manger suffisamment pour avoir plein d'énergie et mettre de côté les préoccupations liées au poids pour agir ailleurs peut nous aider à devenir la leader, le père, la collègue, le créateur ou l'amie qu'on aimerait être... N'est-ce pas cela qui satisfait vraiment?

Mot de Guylaine

Je vous suggère de faire l'exercice suivant. Il peut sembler bizarre de prime abord, mais il vaut la peine d'être fait, en privé, et personne ne le saura !

On dit que les yeux sont la porte de l'âme, alors, pour entrer en vous, avec un miroir, plongez dans votre regard. Regardez-vous pendant cinq minutes, chronomètre en main. Vous découvrirez tout un monde d'émotions. Prenez le temps de le faire, de regarder vos yeux, vos expressions, les détails de votre visage. Qui est cette personne ? Essayez de la regarder avec compassion et bienveillance comme vous le feriez si vous rencontriez une personne gentille qui vous dirait qu'elle veut être votre amie, une personne qui vous dirait aussi qu'elle a besoin de votre aide, une aide que vous seul êtes en mesure de lui apporter. Dites-vous que cette personne est convaincue que vous avez en vous toute la générosité nécessaire pour créer ce lien.

L'expérience peut sembler étrange, mais une personne m'a un jour confié que c'était l'étape qui l'avait le plus aidée. L'expérience, m'a-t-elle dit, a été totalement libératrice. C'est ainsi qu'elle s'est débarrassée du vide à l'intérieur d'elle-même qui l'amenait à manger trop aux repas.

L'idée est de voir ce que vous portez à l'intérieur de vous-même, de voir que le poids n'est qu'un aspect de votre douleur.

Voir la vidéo de Guylaine intitulée *L'exercice du miroir* sur le site des Éditions La Presse à l'adresse suivante : editions.lapresse.ca/nos-livres/categorie/guides-pratiques/livre/kilos-zen/

Qu'est-ce qui nous satisfait vraiment dans la vie? Est-ce se trouver mince devant un miroir ou est-ce accomplir des choses? Inventer une nouveauté trippante, trouver une solution à un problème, mener ses enfants ou ses parents âgés à bon port, sortir quelqu'un du pétrin, achever un projet? Oui, toutes ces belles phrases, ça fait un peu fleur bleue et croissance personnelle kétaine, mais entre vous et nous, c'est quand même maudítement vrai.

C'est ce que l'on porte en soi qui donne accès à la liberté, à la force d'être la personne que l'on veut être et qui ne se retrouve chez personne d'autre. Et ça, il faut l'accepter en marge du poids. La perte de kilos, c'est un autre dossier, un dossier séparé, qui ne doit pas rester lié à qui l'on est ni à ce que l'on veut faire de notre vie.

On le sait, s'aimer tel qu'on est, ce n'est pas facile. Si tout était parfait devant votre miroir, vous ne seriez probablement pas ici à lire ce livre. De notre côté, si on avait toujours été parfaitement zen, nous n'aurions pas passé toutes ces années à réfléchir à ces questions et à faire tous ces efforts pour écrire sur ce sujet. Par contre, commencer dès maintenant le processus pour se détester moins, voire apprendre à s'aimer, aide la démarche contre les kilos inutiles. Le but de toute cette opération est de prendre soin de soi en s'aimant, comme on prend soin des autres en les aimant.

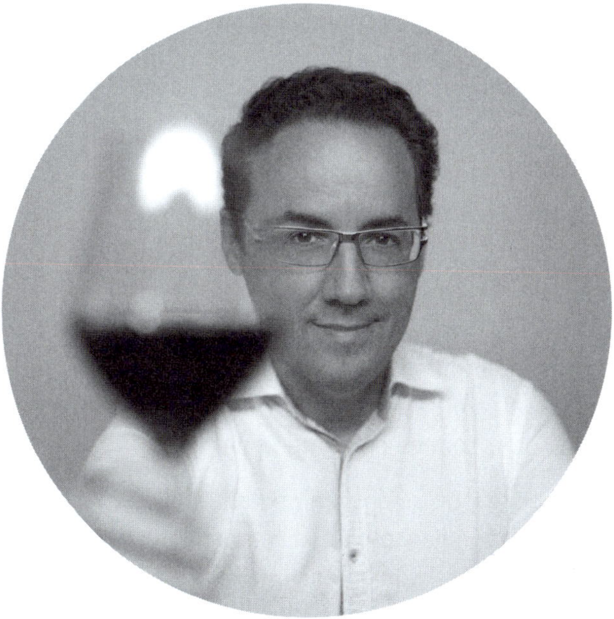

Photo : Daniel Robillard

FRANÇOIS CHARTIER

Mens sana in corpore sano

Lorsque Marie-Claude m'a parlé de ce livre dont les thèmes centraux sont le bonheur, l'alimentation et la « zénitude », par rapport au poids et à la nourriture, nous étions entre deux conférences au dixième anniversaire de l'événement gastronomique Terroir Symposium, à Toronto. Quelle belle façon de mettre la table pour me proposer de signer, au fil de notre discussion animée sur le plaisir de manger, un texte dans cet ouvrage essentiel qui, je l'espère, remettra les pendules à l'heure quant aux sempiternels régimes qui pullulent (pour ne pas dire polluent) la vie de tant de gens.

Le mot « régime » a malheureusement été dépouillé de son sens véritable depuis la fin de la Seconde Guerre mondiale, période où l'on s'est mis à transformer, hydrogéner, surgeler les aliments du quotidien afin de nourrir le plus grand nombre à peu de frais, ce qui fut, en fin de compte, une utopie. Du mot « régime », on a oublié qu'il a un sens plus large : celui de « régime de vie ». Et c'est justement là que le bonheur et la zénitude par rapport au poids et à l'alimentation font partie intégrante de ce processus de « régime de vie », et non seulement de « régime » au sens strict de « perte de poids », comme on l'entend de nos jours.

Depuis presque 30 ans maintenant, l'alimentation est devenue mon gagne-pain et ma raison de vivre. Mais cela implique évidemment une exposition constante à la nourriture, tant en cuisine qu'à table, et souvent plus de trois fois par jour... Et gastronomie n'est pas toujours synonyme de poids santé, ni de santé, car l'excès génère rarement l'harmonie. J'ai donc dû trouver mon point d'équilibre au début des années 2000, afin de retrouver l'homéostasie du corps et de l'esprit, tout en préservant le plaisir de manger et de faire mon métier.

Après avoir épluché une myriade d'ouvrages sur l'alimentation, j'ai vite compris qu'il me fallait aussi penser plus large. *Mens sana in corpore sano*. J'ai donc rapidement lié ma démarche axée sur une meilleure alimentation à celle du plaisir de nourrir mon esprit de lectures sur la neurogastronomie, les alicaments et les bienfaits du sport, du yoga et de la méditation. Plus important encore, je n'ai jamais perdu de vue que le plaisir et le bien-être devaient demeurer ma motivation quotidienne. De « régime », je suis rapidement passé à « régime de vie » dans sa globalité.

Depuis le printemps 2003, tout en recouvrant l'homéostasie, donc la santé, mon nouveau régime de vie s'est intégré en moi sans que je sente le besoin de me le rappeler tous les matins avec des petits mots collés sur la porte de mon réfrigérateur... Pas de pense-bête comme « ne mange pas ci », « ne boit pas ça ». Juste le bonheur de mieux comprendre les besoins quotidiens de mon corps et de mon esprit, et celui de leur offrir le régime de vie dont ils se sustentent pour nourrir mon bonheur et ma zénitude au quotidien. Le bonheur par le bonheur, le plaisir par le plaisir...

La compréhension et la découverte d'une alimentation saine et riche en vibrations positives nourrissent l'esprit autant que le corps. Je pense ici à des aliments comme le sencha, dont il a été prouvé scientifiquement que la consommation quotidienne génère dans le cerveau des ondes alpha, les mêmes que celles engendrées par la méditation. Quel plaisir que de nourrir ses cils olfactifs et ses papilles de la très grande diversité d'arômes que recèle la tout aussi grande variété de thés verts du Japon et de Chine ! Que ce soit en infusion chaude, en ingrédient dans la cuisine ou encore servi frais en remplacement du sauvignon blanc dont il partage le profil aromatique, les plaisirs qu'offre son utilisation sont aussi nombreux que ses bienfaits sur le corps et l'esprit.

J'ai pris cet exemple parmi des milliers d'autres, que dis-je, parmi des dizaines, voire des centaines de milliers d'autres, où les plaisirs de boire et de manger sont magnifiés par la connaissance du produit et n'ont d'égal que les bienfaits pour la santé du corps et de l'esprit qu'ils procurent. Par la connaissance croît le plaisir, qui, lui, conduit au bonheur et, qui sait, à la zénitude proposée dans cet ouvrage.

Partez à la découverte des aliments et des modes de vie qui peuvent avoir une influence bénéfique sur votre plaisir de mieux manger, et vous intégrerez ainsi, sans forcer et sans vous punir, votre propre « régime de vie ». Vos plaisirs n'en seront que plus grands et plus contagieux. Sans le savoir, c'est exactement ce que vous êtes en train de faire en lisant ce livre et en nourrissant votre cerveau des expériences personnelles qu'il présente.

Il ne vous reste plus qu'à partir au marché, à pied ou à vélo, à cuisiner avec vos amis ou votre famille et à manger (et nager...) dans le bonheur.

Salud!

FRANÇOIS CHARTIER, CRÉATEUR D'HARMONIES

Notes

Introduction

1 Wooley, S.C., et Garner, D.M. (1991). « Obesity treatment : the high cost of false hope », *J Am Diet Assoc*, *91*(10), p. 1248-1251.

2 Bourque, D. (2011). *À 10 kilos du Bonheur*, Montréal, Éditions de l'homme.

Madden, C.E.L., et collaborateurs. (2012). « Eating in response to hunger and satiety signals is related to BMI in a nationwide sample of 1601 mid-age New Zealand women », *Public Health Nutrition, 15*, p. 2272-2279.

Müller, M.J., et collaborateurs. (2010). « Is there evidence for a set point that regulates human body weight ? », *F1000 Medicine Reports, 2,* p. 59.

3 Guevremont, G., et Lortie, M.C. (2012). *Mangez!*, Montréal, La Presse.

4 Vandervoort, J., et collaborateurs. (2015). « The Monster in the mirror : reason for wanting to change appearance », *Eating and Weight Disorder, 20*(1), p. 99-107

5 McLaren, L., et Kuh, D. (2004). « Body Dissatisfaction in Midlife Women », *J Women Aging, 16*(1-2), p. 35-54

6 Kringelbach, M.L., et Berridge, K.C (2010). « The Functional Neuroanatomy of Pleasure and Happiness », *Discovery medicine, 9*(49), p. 579-587.

Chapitre 1

1. Wooley, S.C., et Garner, D.M. (1991). « Obesity treatment : the high cost of false hope », *J Am Diet Assoc, 91*(10), p. 1248-1251.

   Mann, T., et collaborateurs. (2007). « Medicare's Search for Effective Obesity Treatments : Diets are not the Answer », *The American Psychologist, 62*(3), p. 220-233.

   Stunkard, A., et McLaren-Hume, M. (1959). « The results of treatment of obesity », *AMA Arch Intern Med, 103*(1), p. 79-85.

2. Berg, J.M., et collaborateurs. (2002). *Biochemistry,* 5e éd., New York, Freeman.

3. Hall, K.D., et collaborateurs. (2012). « Energy balance and its components : implications for body weight regulation », *The American Journal of Clinical Nutrition, 95*(4), p. 989-994.

4. Vansant, G., et collaborateurs. (1989). « Short and long term effects of a very low calorie diet on resting metabolic rate and body composition », *Int J Obes, 13*(2), p. 87-89

5. Beavers, K.M., et collaborateurs. (2011). « Is lost lean mass from intentional weight loss recovered during weight regain in postmenopausal women ? », *American Journal of Clinical Nutrition, 94*(3), p. 767-774.

   Council on Size and Weight Discrimination. *Statistics on Weight Discrimination : A Waste of Talent,* www.cswd.org/docs/stats.html.

6. Sumithran, P., et Proietto, J. (2013). « The defence of body weight : a physiological basis for weight regain after weight loss », *Clinical Science, 124*(4), p. 231-241.

7. Burgard, D. *Body positive, boosting body image at any weight,* http ://bodypositive.com.

8. Fothergill, E., et collaborateurs. (2016). « Persistent metabolic adaptation 6 years after "The Biggest Loser" competition », *Obesity, 24*(8), p. 1612-1619.

   Keys, A., et collaborateurs. (1950). *The Biology of Human Starvation,* vol. 1 et 2, Saint Paul, University of Minnesota Press.

   Rosenbaum, M., et Leibel, R.L. (2010). « Adaptive thermogenesis in humans », *Int J Obes (Lond), 34,* p. S47-S55.

Garner, D., et Garfinkel, P. (1997). *Handbook of Treatment for Eating Disorders,* New York, Guilford Press.

9. Herman, C.P., Polivy, J., et Esses, V.M. (1987). « The illusion of counter-regulation », *Appetite, 9*(3), p. 161-169.

   Kauffman, N.A., Herman, C.P., et Polivy, J. (1995). « Hunger-induced finickiness in humans », *Appetite, 24*(3), p. 203-218.

   Schur, E.A., et collaborateurs. (2012). « Acquired differences in brain responses among monozygotic twins discordant for restrained eating », *Physiol Behav, 105*(2), p. 560-567.

10. Araujo, E.I. (2016). « Circuit organization of sugar reinforcement », *Physiol Behav,* doi : 10.1016/j.physbeh.2016.04.041.

11. Nicklaus, S., et Divert, C. (2013). « Cahier de nutrition et de diététique », *Société française de nutrition, 48*(6), p. 272-281.

    Bellisle, F. (2008). « Cahier de nutrition et de diététique », *Société française de nutrition, 43* (1), p. 2S52-2S55.

12. Willett, W.C., et Leibel, R.L. (2002). « Dietary fat is not a major determinant of body fat », *Am J Med, 113*(9B), p. 47S-59S.

    Drewnowski, A. (1998). « Energy density, palatability, and satiety: implications for weight control », *Nutr Rev, 56*(12), p. 347-353.

13. Garner, D., et Garfinkel, P. (1997). *Op. cit.*

14. Herman, C.P., Polivy, J., et Esses, V.M. (1987). *Op. cit.*

    Kauffman, N.A., Herman, C.P., et Polivy, J. (1995). *Op. cit.*

Chapitre 2

1. Campenhout, A.V. (2016). « Forum 2016 de l'alimentation du Québec », *Le Conference board du Canada*, www.conferenceboard.ca/conf/16-0166/default.aspx.

2. Nguyen, C., et Polivy, J. (2014). « Eating behavior, restraint status, and BMI of individuals high and low in perceived self-regulatory success », *Appetite*, 75, p. 49-53.

3. American Psychiatric Association. (2013). *Diagnostic and statistical manual of mental disorders*, 5e éd., Arlington, American Psychiatric Publishing.

4. Ling, R.P. (2005). *Trends in obesity research*, New York, Nova Biomedical Book.

5. Bulik, C.M., et collaborateurs. (1997). « Eating disorders and antecedent anxiety disorders : a controlled study », *Acta Psychiatrica Scandinavica*, 96, p. 101-107.

6. Lupien, S. (2010). *Par amour du stress*, Montréal, Éditions au Carré.

7. Jung, C. (1968). *In Jung, Collected Works of C.G. Jung*, vol. 9 (partie1) Archetypes and the Collective Unconscious. 2e éd., Princeton, Princeton University Press.

8. Chopra, D., Williamson, M., et Ford, D. (2010). *The Shadow Effect : Illuminating the Hidden Power of Your True Self*, New York, HarperOne.

9. Jung, C. (1968). *Op cit.*

10. Définition acceptée par la communauté scientifique : La définition améliorée (calorie à 15 °C) spécifie la calorie comme étant la quantité de chaleur nécessaire pour élever 1 g d'eau dégazée de 14,5 °C à 15,5 °C sous pression atmosphérique normale.

Chapitre 3

1. Zermati, J.-P. (2002). *Maigrir sans régime*, Paris, Odile Jacob.

   May, M., et Galper, L. (2005). *Am I Hungry? What to Do When Diets Don't Work,* New York, Nourish Publishing.

2. Maine, M. (2011). *Challenging the BMI : Body mass index or body myth insanity,* conférence, NEDIC Shades of Gray.

3. Van Dyke, N., et Drinkwater, J.E. (2013). « Relationships between intuitive eating and health indicators : literature review », *Public Health Nutrition, 17*(8), p. 1757-1766.

4. *Ibid.*

   Polivy, J., Herman, C.P., et Vartanian, L.R. (2007). « Consumption stereotypes and impression management : How you are what you eat », *Appetite, 48,* p. 265-277.

5. Outland, L., Madanat, H., et Rust, F. (2013). « Intuitive eating for a healthy weight », *Primary Health Care, 23*(9), p. 22-28.

6. Story, M., et Brown, J.E. (1987). « Do Young Children Instinctively Know What to Eat? The Studies of Clara Davis Revisited », *New England Journal of Medicine, 316*(2), p. 103-106.

7. Bays, J., et collaborateurs. (2013). *Op cit.*

   Zermati, J.-P. (2002). *Op cit.*

8. Young, E. (2012). « Gut instincts : The secret of your second brain », *New Scientist,* www.newscientist.com/article/mg21628951-900-gut-instincts-the-secrets-of-your-second-brain.

9. Bays, J., et collaborateurs. (2013). *Op cit.*

10. *Ibid.*

11. Birch, L.L., et collaborateurs. (1990). « Conditioned Flavor Preferences in Young Children », *Physiology & Behavior, 47*(3), p. 501-505.

    Birch, L.L., et collaborateurs. (1982). « Effects of Instrumental Consumption on Children's Food Preference », *Appetite, 3*(2), p. 125-134.

12. Maine, M. (2011). *Op. cit.*

13. *Ibid.*

14. May, M., et collaborateurs. (2005). *Op cit.*

Chapitre 4

1. Sioui, G.E. (2000). « L'Amérindien philosophe. Entrevue avec Georges E. Sioui », Argument, 2(2), www.revueargument.ca/article/2000-03-01/117-lamerindien-philosophe-entrevue-avec-georges-e-sioui.html.

2. Wilfley, D.E., et collaborateurs. (2002). « A randomized comparison of group cognitive-behavioral therapy and group interpersonal psychotherapy for the treatment of overweight individuals with binge-eating disorder », *Arch Gen Psychiatry*, 59(8), p. 713-721.

3. Davidson, R.J., et collaborateurs. (2003). « Alterations in brain and immune function produced by mindfulness meditation », *Psychosom Med*, 65(4), p. 564-570.

4. Bédard, M., et collaborateurs. (2014). « Mindfulness-Based cognitive therapy reduces symptoms of depression in people with a traumatic brain injury : results from a randomized controlled trial », *J Head Trauma Rehabil*, 29(4), p. E13-E22.

   Foley, E., et collaborateurs. (2010). « Mindfulness-based cognitive therapy for individuals whose lives have been affected by cancer : a randomized controlled trial », *J Consult Clin Psychol*, 78, p. 72-79.

   Hofmann, S.G., et collaborateurs. (2010). « The effect of mindfulness-based therapy on anxiety and depression: A meta-analytic review », *J Consult Clin Psychol*, 78, p. 169-183.

   Speca, M., et collaborateurs. (2000). « A randomized, wait-list controlled clinical trial: the effect of a mindfulness meditation-based stress reduction program on mood and symptoms of stress in cancer outpatients », *Psychosom Med*, 62(5), p. 613-622.

5. Kabat-Zinn, J. (2003). « Mindfulness-based interventions in context: past, present and future », *Clinical psychology: science and practice*, 10, p. 144-156.

   Baer, R.A. (2003). « Mindfulness training as a clinical intervention: A conceptual and empirical review », *Clinical Psychology: Science and Practice*, 10, p. 125-143.

6. Maex, E. (2007). *Mindfulness: apprivoiser le stress par la pleine conscience*, Bruxelles, De Boeck.

7. Black, D., et collaborateurs. (2013). « Yogic meditation reverses NF-B and IRF-related transcriptome dynamics in leukocytes of family dementia caregivers in a randomized controlled trial », *Psychoneuroendocrinology*, 38(3), p. 348-355.

8. Qu, S., et collaborateurs. (2013). « Rapid Gene Expression Changes in Peripheral Blood Lymphocytes upon Practice of a Comprehensive Yoga Program », *PLoS One*, 8(4), doi: 10.1371/journal.pone.0061910.

9. Beaulie, D. (s. d.). T*hérapie de l'intégration par le mouvement oculaire: Une introduction au traitement des souvenirs traumatiques et perturbants*, www.academieimpact.com/pdf/IMO_article.pdf.

Chapitre 6

1. Blumenfeld, H. (2010). *Neuroanatomy Through Clinical Cases,* 2e éd., Sunderland, Sinauer.

2. Yeomans, M.R. (2010). « Alcohol, appetite and energy balance : is alcohol intake a risk factor for obesity? », *Physiol Behav, 100*(1), p. 82-89.

3. Zuromski, K.L., et collaborateurs. (2015). « Increased prevalence of vegetarianism among women with eating pathology », *Eat Behav, 19,* p. 24-27.

4. Christiane Northrup MD auteur de plusieurs livres dont La sagesse de la ménopause : Cultiver la santé physique et psychique durant cette période de changement, Guy Trédaniel éditeur, Paris, 2011, 844p.

5. Zwaan, M. (2001). « Binge eating disorder and obesity », *Int J Obes Relat Metab Disord, 25*(1), p. S51-S55.

   Vamado, P.J., et collaborateurs. (1997). « Prevalence of binge eating disorder in obese adults seeking weight loss treatment », *Eat Weight Disord*, 2(3), p. 117-124.

6. Borbély, Y., et collaborateurs. (2016). « Pouch Reshaping for Significant Weight Regain after Roux-en-Y Gastric Bypass », *Obes Surg,* DOI:10.1007/s11695-016-2329-3.

Chapitre 7

1. http://www.fao.org/save-food/resources/keyfindings/en

2. Vandervoort, J., Aimé, A., et Green-Demers, I. (2015). « The monster in the mirror : reasons for wanting to change appearance », *Eating and Weight Disorder, 20*(1), p. 99-107.

3. Wolf, N. (2002). *The Beauty Myth : How Images of Beauty Are Used Against Women,* New York, HarperCollins.

4. Orbach, S. (1978). *Fat Is A Feminist Issue*, Londres, Random House.

Remerciements de Marie-Claude

Je tiens d'abord et avant tout à remercier tous ceux qui, depuis des années, m'ont écoutée leur raconter de mes théories sur l'alimentation. Je suis une passionnée qui discute beaucoup, qui veut convaincre. Vous avez été un public formidable. Vous m'avez posé des questions difficiles. Vous m'avez aidée.

Merci aux lecteurs du premier livre *Mangez!* qui m'en parlent encore. Qui m'ont rassurée. Qui se sont confiés sur leurs hauts et leurs bas, et qui m'ont donné l'impression que j'avais contribué à les sortir du pétrin des régimes, bref, que j'avais changé un peu leur vie, le meilleur sentiment qui soit pour une journaliste.

Ce livre n'existerait pas non plus si mes collègues à *La Presse* n'étaient pas aussi patients, généreux, compréhensifs. Je pense à mes voisins de bureau et à toute l'équipe avec qui je travaille. Je pense à Jean-Sébastien, Alexandre, Richard, Hugo, Éric, Simon, Valérie, Pascale, Mélanie, et bien d'autres, qui s'accommodent de mes horaires atypiques, de mes projets et idées tout aussi atypiques, qui me ramènent sur le bon chemin, me gardent sur la sellette, m'appuient, me rassurent.

Évidemment, je tiens à remercier mes amies et amis qui mangent et courent avec moi. Sophie et Sophie, Julie, Geneviève et Geneviève, Anne-Laure, Suzanne, Suzanne et Susanne, Nathalie et Nathalie, Jeanie, Anne-Sophie, Carole... Et tous les Éric, Pascal, Philippe, Christophe, Alain et Yves de ce monde. Je suis en train d'oublier mille personnes, mais je pense à vous et je vous remercie d'exister.

Sur la liste des gens que je veux remercier à genoux, il y a aussi tous ceux qui se sont confiés : super Ricardo, belle belle Mitsou, adorable François Chartier, magnifique Janette ! Et Francis Reddy, si attachant, et la trop cool Louise Latraverse. Merci tellement de vous être ouverts sur ce sujet. Vous êtes formidables.

Merci à Maxime aussi, on se reprend la prochaine fois.

Merci à la super équipe des Éditions La Presse : Caroline et son enthousiasme, Nathalie qui a mené le projet avec tant d'intelligence et de gentillesse, Carla, Jean-François, Sandrine, Marie-Pierre, Célia, Véronique... C'est un plaisir de travailler avec vous.

Et Guylaine ! Merci ! Amie, collègue... Combien de fois a-t-elle enduré mes histoires sur ma vie, mon enfance, mon alimentation, mes bogues multiples pendant la rédaction de ce livre. Cette coauteure est d'une patience d'ange. Et son dévouement à essayer de sortir la discussion sur le surpoids de la stagnation dans laquelle elle s'est trop longtemps enlisée, son désir profond d'aider les gens qui souffrent de leurs kilos en trop et de toute la machine à culpabilité érigée autour de cette question est juste admirable. Merci et bravo.

Merci finalement à ma famille, une joyeuse gang de super cuisiniers et de brillants mangeurs intuitifs.

Je vous adore.

Remerciements de Guylaine

Merci à ma mère qui m'a permis d'être une mangeuse intuitive depuis ma naissance. Grâce à son expérience, elle m'a permis, plus tard dans ma vie, de comprendre en profondeur ce qui se cache derrière cette obsession des kilos en trop. Sans son expérience, je n'aurais jamais compris cette souffrance qui est tellement difficile à mettre au jour. Merci tout particulièrement à Marc, qui croit en moi depuis le début de ma carrière et qui m'a toujours encouragée à aller jusqu'au bout de mes rêves.

Merci à Marie-Josée Rainville, nutritionniste que je côtoie depuis maintenant 10 ans, c'est un honneur pour moi de travailler avec toi. Merci aussi à Annie Aimé, chercheuse et psychologue. Vous avez accepté si généreusement de prendre le temps de lire mon manuscrit et de me faire part de vos commentaires, si justes et si constructifs. Merci à Catherine Larocque, Laurence Gauvin, Dominique Rousseau, Gabriela Machado Pereira pour votre enthousiasme et votre dévouement. Vous avez réellement à cœur d'aider les gens et ça me fait chaud au cœur de me savoir si bien entourée professionnellement. Merci à Émilie Bélanger, étudiante en médecine, qui a rassemblé les références du livre, tâche ardue, mais tellement importante.

Merci pour une troisième fois à Marie-Claude. Merci d'arriver aussi justement à transmettre par écrit ma pensée. Tu m'aides à revisiter les bases pour assurer la compréhension de tous et tu ajoutes ta touche de manière si adéquate.

Merci à Nathalie Guillet d'avoir annoté dans un délai si court tout le manuscrit pour arriver avec un livre grandement amélioré.

Merci à tous ceux qui ont accepté spontanément de lire le premier chapitre et de nous avoir donné vos commentaires si enrichissants, et un merci plus particulier à Vicky Brown, Caroline Charron, Lise Deschênes, Isabelle Girard, Guylaine Ménard, Geneviève Ouellette, Christiane Maisonneuve, Marie-Pier Roy, Sébastien Tanguay et Mylène Vallée qui ont accepté de partager, sans aucune hésitation et de manière si généreuse, leur expérience.

Un grand merci aussi à Ricardo, Mitsou, Louise Latraverse, Janette Bertrand, Francis Reddy et François Chartier d'avoir pris le temps de nous rencontrer pour nous parler de votre relation avec l'alimentation et de votre rapport au corps. Vos témoignages contribuent grandement à la qualité de ce livre.

Merci à tous les chercheurs qui travaillent à faire avancer les connaissances dans le domaine des troubles alimentaires. Merci plus particulièrement aux chercheurs canadiens, dont Annie Aimé, Howard Steiger, Janet Polivy, pour ne nommer qu'eux. Merci aux organismes communautaires, dont L'ANEB, Arrimage Estrie, la Maison l'Éclaircie, qui font des miracles avec des ressources financières limitées afin de soutenir les personnes atteintes d'un trouble alimentaire ainsi que leurs proches. Sans votre dévouement, trop de gens chercheraient encore dans les privations et la restriction une solution qui est bien ailleurs. C'est ensemble que nous arriverons à changer les mentalités. Ce n'est pas facile d'aller à contre-courant, mais tellement important pour arriver à trouver une solution à l'impasse des régimes dans laquelle beaucoup de gens se trouvent.

Merci à mes coachs, et vous avez été nombreux au cours de ces 10 dernières années à m'aider à sortir de ma coquille et à accomplir ma mission de vie. Merci particulièrement à Danielle Sauvé, Mario Cayer, Louis Roy, Margaret Lynch, Bethaney Long et Stefan Gonick, tous, à votre façon, vous m'avez grandement inspirée dans ma pratique.

Table des matières